Zhu/Petersohn
Qigong

Qigong

Das Übungssystem der chinesischen Medizin
zur Gesundung und Gesunderhaltung

- Einführung in die Qigong-Therapie
- Kranich-Übung
- Pfahl-Stand

Von Prof. Dr. med. Zhu Longyu und
Dr. med. Liselotte Petersohn

2. Auflage

Mit 186 Abbildungen

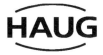

Karl F. Haug Verlag · Heidelberg

Die Deutsche Bibliothek – CIP-Einheitsaufnahme

Zhu, Longyu:
Qigong : das Übungssystem der chinesischen Medizin zur
Gesundung und Gesunderhaltung ; Einführung in die Qigong-
Therapie, Kranich-Übung, Pfahl-Stand / von Zhu Longyu und
Liselotte Petersohn. – 2. Aufl. – Heidelberg : Haug, 1995
  (Erfahrungsheilkunde, Naturheilverfahren)
  ISBN 3-7760-1530-6
NE: Petersohn, Liselotte

© 1989 Karl F. Haug Verlag GmbH & Co., Heidelberg
Alle Rechte, insbesondere die der Übersetzung in fremde Sprachen, vorbehalten. Kein Teil dieses Buches darf ohne schriftliche Genehmigung des Verlages in irgendeiner Form – durch Photokopie, Mikrofilm oder irgendein anderes Verfahren – reproduziert oder in eine von Maschinen, insbesondere von Datenverarbeitungsmaschinen, verwendbare Sprache übertragen oder übersetzt werden.
All rights reserved (including those of translation into foreign languages). No part of this book may be reproduced in any form – by photoprint, microfilm, or any other means – nor transmitted or translated into a machine language without written permission from the publishers.
2. Auflage 1995
Titel-Nr. 2530 · ISBN 3-7760-1530-6
Gesamtherstellung: Druckhaus Darmstadt GmbH, 64295 Darmstadt

Inhalt

Geleitwort	7
Vorwort	9
Einführung	11
I. Qigong — Übungen zur Gesundung und Gesunderhaltung	13
Was ist Qigong? Begriffsbestimmung, historische Entwicklung, moderne Forschung	13
Qigong — Ruhe in Bewegung und Bewegung in Ruhe	16
Qigong — Selbstbeherrschung und Selbsttraining	18
Qigong — Theoretische Grundlagen	19
II. Die Übung des Kranichs (鶴翔庄气功 Hexiangzhuang) (Übung in Bewegung)	25
Übungsabläufe	25
Die elementaren Prinzipien der Übung des Kranichs	46
III. Die Übung des Pfahl-Standes (站桩功 Zhanzhuanggong) (Übung in Ruhe)	53
Haltung	53
Konzentration des Bewußtseins	55
Atmung	56
IV. Patienten berichten über ihre Erfahrungen mit Qigong	57
Anhang	
A) Quellenverzeichnis	59
B) Literatur	61

Geleitwort

Über den Körper Zugang zur Seele zu finden und über der Seele den Leib nicht zu vergessen, gehört zu den Grundlagen ganzheitlicher Medizin, die westliches naturwissenschaftliches Denken mit traditioneller Heilkunst des Fernen Ostens zu verbinden sucht. „Physikalische Therapien" und krankengymnastische Maßnahmen werden in die biologische Behandlung körperlicher und seelischer Leiden einbezogen. Die konzentrative Bewegungstherapie und die tanztherapeutischen Methoden nähern sich analytischen Psychotherapie-Konzepten für psychosomatische, neurotische und psychotische Störungen und Erkrankungen. Auf dem Wege zu einer anthropologischen Medizin und Psychiatrie beobachten wir eine neue Offenheit, ja eine Suche nach Heilmethoden, die dem ganzheitlichen Verständnis der traditionellen Medizin des asiatischen Raumes entsprechen. Wir halten nach etwas anderem Ausschau als nach, gemessen an westlichem Leistungsdenken, durchaus effizienten, z. B. motorische Funktionen trainierenden Techniken. Wir wünschen uns mehr als einseitige kognitive Trainingsprogramme, die die Selbstwahrnehmung des Leibes einbeziehen, oder körperbezogene Einzel- und Gruppentherapien, die von psychoanalytischen Konzepten allzusehr determiniert werden.

Außerhalb der Medizin beobachten wir eine zunehmende Bereitschaft der Menschen des Westens, sich mit fernöstlichen Religionen, vor allem mit dem Zen-Buddhismus, zu beschäftigen oder Erfahrungen mit verschiedenen Yoga-Techniken zu sammeln. Unverkennbar ist auch das Interesse Jugendlicher an asiatischen „Kampfsport"-Arten, z. B. an Kung-Fu und Taekwondo. Training im westlichen Sinne wird dabei zum „Üben" als Weg zum Einen, zum Tao, zum Erleben der Einheit von Körper und Seele.

Auf der Suche nach traditionellen östlichen Heilmethoden, die diese neu erwachten Hoffnungen der westlichen Medizin vielleicht erfüllen können, lernen wir Qigong kennen, die Lehre von der vitalen Kraft „Qi", die Möglichkeit, durch körperliches „Üben" das innerorganische Gleichgewicht energetischer Kräfte günstig zu beeinflussen und die Lebenskraft des individuellen Mikrokosmos in Beziehung zum außerindividuellen Makrokosmos zu bringen.

Mit dem vorliegenden Band ist es Professor Dr. *Zhu Longyu* und Dr. *Liselotte Petersohn* gelungen, die uralte traditionelle chinesische Heilmethode des Qigong auch jenen Ärzten näherzubringen, die die traditionelle chinesische Medizin noch immer als fremd und fern erleben. Der theoretische Hintergrund des Qigong wird auch jenen verständlich, die sich mit dem fernöstlichen Kulturverständnis und dem Zen-Buddhismus bisher nicht beschäftigt haben. Die in vielen Seminaren und praktischen Übungskursen mit Ärzten und anderen Therapeuten gewonnenen Erfahrungen gehen in einen Leitfaden des Qigong ein, der dem Bedürfnis nach Beschränkung auf die Bedeutung des Qigong für die psychosomatische Medizin und die Behandlung neurotischer Störungen ebenso Rechnung trägt wie unserem Wunsch nach einer einfachen Anleitung zum selbständigen „Üben" bis hin zur „Selbstheilung".

Allen, die Gelegenheit hatten, an den Kursen der Autoren teilnehmen zu können, sind die Übungen des Kranichs und des Pfahl-Standes in lebendiger Erinnerung. Sie werden den Zugang zum Qigong sehr erleichtern. So trägt das vorliegende Buch erheblich zur wünschenswerten Verbreitung des Qigong in der Behandlung psychosomatischer und psychischer Störungen bzw. Krankheiten bei. Öffnen wir also dieses Buch, begegnen wir dem Qigong, und: „Möge die Übung gelingen!"

Oberhausen, im Frühjahr 1989 *Gert-Klaus Köhler*

Vorwort

Qigong (氣功) ist ein wertvolles kulturelles Erbe des chinesischen Volkes und ein Bestandteil der traditionellen chinesischen Medizin. Es hat eine lange Geschichte — wie ein langer Fluß mit ferner Quelle. Es ist eine Methode, Körper und Geist durch eigenes Üben gesund zu erhalten oder zur Wiedergesundung beizutragen, die für jeden Menschen, im Westen ebenso wie im Osten, geeignet ist.

Seit Oktober 1986 finden in Düsseldorf fortlaufende Kurse für Qigong statt, die wir in enger Zusammenarbeit mit Frau Dr. *Liselotte Petersohn* durchführen. Die Kurse sind auf großes Interesse bei den Teilnehmern, u. a. auch Ärzten und Therapeuten, gestoßen. Frau Dr. *Petersohn* organisiert und leitet die Kurse mit großem Engagement und Einfühlungsvermögen.

Wir unterrichteten bisher die „Übung des Kranichs", die „Übung des Pfahl-Standes" und die „Übung zur Entfaltung und Aktivierung der Leitbahnen". Die Erfahrungen der Kursteilnehmer haben wir ausgewertet und im Anhang dargestellt.

In diesem Büchlein stellen wir den Lesern die von uns ausgearbeitete „Übung des Kranichs" sowie die „Übung des Pfahl-Standes" vor. Der Kranich symbolisiert in China den glückverheißenden Vogel der Unsterblichkeit, er hat friedliche Eigenschaften. Chinesische Qigong-Meister haben aus diesen Gründen die ruhigen Bewegungen dieses Vogels in der „Übung des Kranichs" imitiert. Die Entwicklung dieser Übung ist Herrn *Zhao Jinxiang*, dem Vorstandsmitglied der Qigong Gesellschaft Beijing, zu verdanken.

Bei der gemeinsamen Bearbeitung des Übungsmaterials für die Qigong-Kurse und für dieses vorliegende Buch hat Frau Dr. *Liselotte Petersohn* einen wesentlichen Teil übernommen. Sie hat aus westlicher Sicht sprachliche Korrekturen ausgeführt und grundsätzliche Erläuterungen hinzugefügt. Frau Dr. *Petersohn* widmet sich seit ihrer Promotion im Jahr 1949 mit allen Kräften dem Studium und der Anwendung vieler wichtiger Arbeitsgebiete der Naturheilverfahren. Schon seit 1970 studiert sie intensiv die traditionelle chinesische Medizin. Sie war mehrere Jahre Vorstandsmitglied und Dozentin bei der Deutschen Ärztegesellschaft für Akupunktur. Als Mitbegründerin der SOCIETAS MEDICINAE SINENSIS, Internationale Gesellschaft für chinesische Medizin, war sie bis 1987 deren Vorstandsmitglied bzw. Vizepräsidentin. Durch ihre zahlreichen Veröffentlichungen und umfangreiche Vortrags- und Lehrtätigkeit hat sich Frau Dr. *Petersohn* seit Jahren bemüht, die Anerkennung der traditionellen chinesischen Medizin und der Naturheilverfahren als Ergänzung der westlichen Medizin voranzutreiben.

Dank seiner Erkenntnisse über die traditionelle chinesische Medizin hat Herr Dipl.-Ing. *Ge Yu*, zur Zeit tätig als wissenschaftlicher Mitarbeiter an der Technischen Hochschule Aachen, bei der Vorbereitung unserer Qigong-Kurse die originalen Literaturquellen ausgearbeitet und ins Deutsche übersetzt. Er war wesentlich beteiligt an dem Aufsetzen des Textes dieses Buches.

Besonderer Dank gilt Herrn Prof. Dr. med. *G.-K. Köhler*, Universität Düsseldorf, dessen Geleitwort wir dem Text voranstellen dürfen.

Die Übung des Kranichs sowie die Übung des Pfahl-Standes sind leicht zu erlernen und sehr wirksam. Durch Fotos und Abbildungen wird versucht, die wesentlichen Schwerpunkte der Haltungen und Bewegungen zu verdeutlichen, um eine Hilfe für den Anfänger anzubieten. Allerdings möchten wir nachdrücklich darauf hinweisen, daß allein aus einem Buch eine solche Methode nicht erlernt werden kann. Eine praktische Unterweisung ist immer unerläßlich, um das Wesen der Methode zu vermitteln, Fehler zu erkennen und zu korrigieren.

Die „Übung zur Entfaltung und Aktivierung der Leitbahnen" auf der Basis der Theorie der traditionellen chinesischen Medizin wurde erst hier in Deutschland von uns entwickelt und erprobt und hat sich bereits bei unseren Kursen erfolgreich bewährt. Sie findet — wie auch die anderen Übungen — ein gutes Echo der Kursteilnehmer. Diese Übungen sollen demnächst veröffentlicht werden.

Das Ziel der vorliegenden Schrift liegt einerseits in einer allgemeinen Einführung in die prinzipiellen Grundlagen und Erkenntnisse von Qigong, die auch für unsere weiteren geplanten Veröffentlichungen gültig sind, und andererseits in der detaillierten Darstellung spezieller Übungen. Wir stehen jederzeit gern für Diskussionen zur Verfügung. Es wäre eine große Freude für uns, wenn sich durch diese Veröffentlichung die Gelegenheit ergäbe zum Meinungsaustausch, um gemeinsam auf diesem im Westen bisher noch wenig bekannten Gebiet weiter zu forschen.

Sicher bleiben viele Fragen offen. Wir sind für jede Anregung, Hinweise und Korrekturen herzlich dankbar.

München, im Frühjahr 1989   *Zhu Longyu*

Einführung

Bei der gemeinsamen Vorbereitung und Durchführung der von Herrn Prof. Dr. *Zhu* erwähnten Qigong-Kurse entstand die Idee, ein Übungsheft zu erarbeiten, das in leicht verständlicher Form die allgemeinen Grundlagen darstellt und in einer anschließenden Analyse die Bedeutung der einzelnen Bewegungen erklärt, um den Unterschied zu westlichen Körper- und Entspannungsübungen und auch zu Yoga klar herauszustellen.

Prof. Dr. med. *Zhu Longyu* verfügt über umfassende, tiefgreifende Kenntnisse der traditionellen chinesischen Medizin mit allen ihren Teilgebieten. Gern habe ich die Aufgabe übernommen, diesen Text, in den auch unsere gemeinsamen Unterrichtserfahrungen mit eingeflossen sind, sprachlich zu überarbeiten und im Kapitel I geringfügig zu ergänzen, da das chinesische Denken vieles voraussetzt, was dem westlichen Leser jedoch meist nicht vertraut sein wird. So fügte ich eine ganz knappe Darstellung der philosophischen Grundlagen der traditionellen chinesischen Medizin hinzu, was jedoch nicht die dringende Empfehlung ausschließt, weitere Literatur heranzuziehen, um das Verständnis für den tiefen Hintergrund dieses Übungs- und Heilsystems zu erweitern. Hierzu wurden neben den Quellenangaben Literaturempfehlungen im Anhang zusammengestellt.

Sonstige Veränderungen wurden bewußt nicht vorgenommen, um die Eigenart des chinesischen Textes weitgehend zu erhalten.

Besonderer Dank gilt meiner Kalligraphie-Meisterin, Frau Dr. *Marguerite Hui Müller-Yao,* die die Kalligraphie für den Einband beigesteuert hat und meinem Mann, der mir — wie immer — bei der Erarbeitung des Buches und der Gestaltung des Einbands zur Seite stand.

Möge dieses Buch einerseits den Teilnehmern der Qigong-Kurse ein treuer Begleiter sein, andererseits ganz allgemein Interesse wecken für Qigong, das ebenso wie Yoga auch bei uns im Westen Eingang finden sollte als Ergänzung und Erweiterung der Möglichkeiten, zur Gesundung und Gesunderhaltung — vor allem auch bis ins hohe Alter — selbst beizutragen.

„Die Übung des Kranichs ist nur eine kleine Blüte in einem blühenden Garten", sagt Prof. *Zhu*. Es ist daher unsere Absicht, weitere Übungen zu erarbeiten und sie in ähnlicher Form in absehbarer Zukunft herauszubringen.

Düsseldorf, im Frühjahr 1989 *Liselotte Petersohn*

I. Qigong — Übungen zur Gesundung und Gesunderhaltung

Was ist Qigong? Begriffsbestimmung, historische Entwicklung, moderne Forschung

Das „Qi" (气) ist ein zentraler Begriff der chinesischen Philosophie in der alten Zeit, der fast alle Bereiche von Kultur und Kunst sowie der traditionellen Medizin durchdringt. Für die Übersetzung des Schriftzeichens „Qi" finden sich vielfältige Begriffe, z. B. Lebenskraft, Äther, Dampf, Wolke, Atem, Dunst, Nahrung u. a. Je nachdem, unter welchem Gesichtspunkt man das Qi betrachtet, können alle diese Bezeichnungen mehr oder weniger zutreffend sein. Der Begriff „Qi" ist eigentlich so umfassend, daß eine eindeutige Definition schwer zu formulieren ist.

In bezug auf Qigong kann man unter Qi die vitale Kraft verstehen, die auch in der traditionellen chinesischen Medizin in ihren verschiedenen Formen im Mittelpunkt von Diagnostik und Therapie steht. Es gilt, die individuelle momentane Konstellation der energetischen Kräfte im Organismus (Mikrokosmos) und in seiner Beziehung zur Natur (Makrokosmos) festzustellen, Störungen im Fluß des Qi in den Leitbahnen, in der Speicherung und Verteilung zu erkennen, sie einzuordnen, und zwar entsprechend den Gesetzmäßigkeiten makro- bzw. mikrokosmischer Abläufe. Die Beziehungen der Organfunktionen zu Emotion, Gefühl, Psyche, Seele — aus westlicher Sicht die Psychosomatik — stehen nach Auffassung der traditionellen chinesischen Medizin im unmittelbaren Zusammenhang mit dem Qi. Der Mensch wird als Ganzes, als Einheit von Leib, Seele und Geist erfaßt.

Zur Beeinflussung dieser vitalen Kraft des Qi dienen die beiden verschiedenen Formen der chinesischen Therapie: a) *Eingreifen von Außen,* wozu Akupunktur, Moxibustion und vor allem die Anwendung von Heilpflanzen zu zählen sind, und b) *innere Einwirkung auf das Qi,* vor allem durch die Qi-Übungen wie Qigong (gong: 功 Üben) und Taiji-quan.

Atmung und Bewegung, Konzentration und Meditation vereinen sich im Qigong zu einem Übungssystem, das ebenso zur Gesunderhaltung dient wie auch zur Heilung vieler, vor allem chronischer funktioneller Befindensstörungen. Durchgängigwerden der Leitbahnen für das Qi im Mikrokosmos, Aufnahme der kosmischen Energie und Qi-Austausch mit dem Makrokosmos, bewußte Wahrnehmung des Qi-Flusses im Innern des Körpers, in den Leitbahnen und Organfunktionskreisen sind der Sinn der Übungen, harmonischer Energiefluß, Gleichgewicht der Kräfte im Zusammenspiel von Yin und Yang, Sammeln und Bewahren des Qi in den verschiedenen Zentren sind das Ziel.

Qigong ist ein untrennbarer Bestandteil der traditionellen chinesischen Medizin. Die Entwicklung des Qigong ist auf die Yao (尧)-Zeit vor über 4000 Jahren zurückzuführen. In dieser Zeit kam es in der Ebene Nord-Chinas oft zu Hochwasser und Überschwemmungen, und die Menschen litten wegen der Feuchtigkeit unter verschiedenen Muskel- und Gelenkkrankheiten. Schon damals wurde erkannt, daß bestimmte harmonische Bewegungen zur Bekämpfung dieser Krankheiten beitragen können. Im Jahr 206 v. Chr. wurde der Begriff des Qi, die vitale Kraft des Menschen, in einem der ersten medizinischen Werke der Welt, „Innere Klassiker des Gelben Kaisers" (黄帝内经 Huangdi Neijing), eingeführt und die Bedeutung des Qi im Gleichgewicht von Körper und Psyche erläutert. In den klassischen philosophischen Werken in der „Zeit der Streitenden Reiche" (战国 etwa 475–221 v. Chr.) sind die Qi-Übungen sowohl vom Daoismus als auch vom Konfuzianismus in verschiedenen Aspekten beeinflußt worden. Alle Begriffe im Qigong wie Qi (气), Yin und Yang (阴 阳), Gleichgewicht und Wandlung (平衡 变), Fehlen und Ergänzen (缺 补) haben ihren Ursprung in der Philosophie. Laotzi (老子) und Chuangtzi (庄子), die beiden Urheber des Daoismus (道教), haben darauf hingewiesen, daß bei der Qi-Übung das Herz „entleert" (虚其心) und der Bauch „erfüllt" (实其腹) bleiben und die Atmung langsam, tief und ununterbrochen durchgeführt werden muß. Einer der besten Schüler von Konfuzius, *Yan Hui* (颜回), hat sich bei der Übung so konzentriert, daß er einen Zustand von „Zuo Wang" (坐忘 Sitzen und Vergessen) erreichen konnte, d. h., man „vergißt" dabei alles, die geistige Aktivität ruht vollkommen, ähnlich dem Zustand des Winterschlafs von Tieren.

In der Han-Dynastie (汉 206 v. Chr. — 220 n. Chr.) erreichte die Bewegungstherapie ein neues Niveau. Unter den Ausgrabungen eines Han-Grabes in Mawangdui Changsha (马王堆) fanden sich auch medizinische Werke. In zwei Zeichnungen sind mehrere Qi-Übungsmethoden zu erkennen. Die Haltungen und die Bewegungen von Tieren, wie Bär, Affe, Drache, Kranich, Adler usw., werden in den verschiedenen ruhigen sowie bewegten Übungen imitiert.

Die Atmung und Konzentration bei Qigong sind offensichtlich vom Einfluß der buddhistischen Meditation geprägt. Über diese embryonale Atmung, die höchste Atmungsstufe des Qigong, wurde zuerst etwa im Jahr 200 berichtet. Das klassische Werk des Daoismus, „Huang Tin Jin" (黄庭经), erschienen im 5. Jahrhundert, wurde gelegentlich als Nachschlagebuch für Qigong benutzt. Im 6. Jahrhundert begann eine Blütezeit des Buddhismus in China, in der jedoch mehr die Klöster und die Meditation gediehen als die buddhistische Lehre. Seit der Sui- und Tang-Dynastie (隋唐 etwa 580 n. Chr.) fand Qigong mehr und mehr in der Medizin Anwendung. In dem Buch „Tausend Rezepte für Notfälle" (备急千金要方 Beiji Qianjin Yaofang) aus der Tang-Zeit (唐) und dem Buch „Sammlungen der Heilungsmethoden" (圣济总录 Sheng Ji Zhong Lu) aus der Song-Zeit (宋) sind viele Qi-Übungs- sowie Selbstmassagemethoden vorgestellt worden. Auch große Dichter wie *Su Dongbo* (苏东坡) und große Philosophen wie *Zhu Xi* (朱熹) in der Song-Zeit sind sehr mit Qigong vertraut und haben ihre guten Erfahrungen mit Qigong beschrieben und sogar in Versform niedergelegt.

In der Zeit der Ming- und Qing-Dynastie (明清 1368—1840 n. Chr.) trat die Entwicklung des Qigong in eine neue Phase. Es wurde versucht, anhand der Leitbahnen die Grundlagen des Qigong zu erfassen. *Li Shizhen* (李时珍), einer der größten Ärzte der chinesischen Medizin, war bereits der Meinung, daß Ren Mai und Du Mai (siehe S. 24, Abb. 4) den kleinen Kreislauf des Körpers bilden und das Durchlässigwerden dieser beiden Leitbahnen die Voraussetzung eines unbehinderten Qi-Flusses ist.

Durch diesen historischen Rückblick erkennt man, daß zur Entwicklung des Qigong sowohl die Medizin als auch der Konfuzianismus, Daoismus und Buddhismus Beiträge geleistet haben. Die Weiterentwicklung des Qigong ist aber vor allem durch die medizinische Praxis betrieben worden, denn nur in den medizinischen Werken sind die Qi-Übungen systematisch und einleuchtend dargestellt und erläutert worden.

Gerade in den letzten Jahren rückt Qigong in China sehr in den Vordergrund des Interesses. Qigong-Übungen werden sowohl in Sanatorien und Kliniken als auch auf Plätzen, Straßen und in Parks in zunehmendem Maße praktiziert. Unter den Teilnehmern sind Leute aus allen Berufskreisen und Altersstufen zu finden, und zwar nicht nur die, die unter chronischen Krankheiten leiden, sondern auch solche, die gesund sind. Auch werden moderne Forschungsmethoden und Meßverfahren in dieses zum gegenwärtigen Zeitpunkt noch sehr rätselhafte Gebiet eingeführt. Es wird versucht, das Wesen des Qi wissenschaftlich zu verstehen und zu definieren. Der Mechanismus des Sichbildens des Qi und seine Wirkung auf den menschlichen Körper wird eingehend erforscht.

Für Qigong gibt es die verschiedensten Erklärungen: Manche verstehen es im Sinne des Schriftzeichens, d. h., Qi bedeutet einfach „Atem" und gong „Üben" — also Atem- und Haltungsübungen mit regulatorischen Funktionen. Andere behaupten, daß das Qigong lediglich eine Psychotherapie sei, und wieder andere meinen, Qigong sei einfach eine Methode, um gesund zu leben und zu bleiben.

Diese Aussagen sind alle nicht umfassend genug. Qigong unterscheidet sich ganz wesentlich von normalem Sport und Kampfsportarten wie z. B. Karate. Sportarten, z. B. Gymnastik und Leichtathletik, sind vorwiegend auf den Körper gerichtete Übungen. Sporttreiben trainiert Muskeln und Gelenke zur Verbesserung der Beweglichkeit und Kräftigung des Körpers, dabei wird Energie verbraucht. Fast alle Sportarten weisen einen Wettkampfcharakter auf, und die technische Fertigkeit steht mehr oder weniger im Vordergrund. Für Kung-Fu bzw. Taiji als eine Angriffs- und Verteidigungskunst spielt die perfekte Beherrschung der Technik eine besondere Rolle.

Qigong hat dagegen keinerlei Wettkampfcharakter. Nie wird Wert darauf gelegt, die Übungen besonders perfekt auszuführen. Bei Qigong wird Energie gesammelt anstatt verbraucht. Qigong ist auch etwas ganz anderes als die meisten sonstigen Maßnahmen zur Gesunderhaltung. Sinnvolle Ernährung, sorgfältige Anpassung an den Wechsel der Jahreszeiten und eine allgemein gesunde Lebensführung können in gewissem Maße zur Gesunderhaltung beitragen. Qigong jedoch beinhaltet viel mehr als dies. Es handelt sich bei Qigong um Unterstützung, Aktivierung und Trainieren des Qi.

Zwei Formen von Qi, von vitaler Energie, sind zu unterscheiden: Das „angeborene" Qi ist von den Eltern ererbt, das „erworbene" Qi wird nach der Geburt durch Atmung und Nahrung aufgenommen. Beide Formen von Qi hängen voneinander ab und ergänzen sich gegenseitig. Ihre Kombination ergibt das „wahre" Qi (真气), das man durch Qi-Übung trainieren muß. Das wahre Qi bewegt sich entlang bestimmter Leitbahnen (经络 Jin und Luo) durch den ganzen Körper. Die Leitbahnen stehen durch netzartige Verflechtungen miteinander in Verbindung. Durch den ununterbrochenen Kreislauf des Qi werden die inneren Organe ebenso wie die Glieder des Körpers ernährt.

Ein ungestörter Fluß des wahren Qi ist Voraussetzung für Gesundheit. Äußere und innere Faktoren können den Qi-Fluß beeinträchtigen, blockieren und dadurch die Entstehung einer Krankheit ermöglichen.

Durch ein korrektes Qi-Training wird ein fehlerfreier Qi-Kreislauf gewährleistet. So dienen die Qi-Übungen für Gesunde zur Krankheitsvorbeugung und für Kranke zur Wiederherstellung der Gesundheit. Besonders bei chronischen Krankheiten, die auf andere Heilmaßnahmen nicht oder nur wenig ansprechen, lassen sich durch ein regelmäßiges Qi-Training gute Wirkungen erzielen.

In seiner natürlichen Form läßt sich das Qi als Yin- (阴) und Yang (阳)-Qi qualifizieren. In bezug auf die Güte und die Eigenschaften spricht man von dem gerechten (正 guten) bzw. üblen (邪 schlechten) Qi, von sauberem bzw. krankem Qi und von frischem bzw. verbrauchtem Qi.

Die Formen, in denen das Qi wahrnehmbar wird, sind vielfältig. Neuere Forschungen in China haben ergeben, daß bestimmte Substanzen im Hirnstoffwechsel auch für die Wirkungen des Qigong von Bedeutung sind. So gibt es Qigong-Meister, die unempfindlich sind gegen starke Schmerzreize oder Verbrennung, wie beim Feuerlaufen, das auch in anderen Kulturkreisen, z.B. in Griechenland und in Südamerika, bekannt ist. Dies ist möglich durch die Bildung körpereigener Schmerzmittel, sogenannte Endorphine, die im Gegensatz zu Morphin rückstandsfrei vom Körper abgebaut werden und dem Organismus nicht schaden. Qigong kann daher gegen Schmerzen eingesetzt werden, d. h. die Bildung der Endorphine wird durch die Übungen angeregt. Auch zwei weitere im Zentralnervensystem vorhandene Substanzen spielen eine wichtige Rolle, das Serotonin und das Noradrenalin. Serotonin dient zur Energiespeicherung, Noradrenalin zum Energieverbrauch. Beide Substanzen sind in ihrer Wirkung gegensätzlich, ergänzen sich jedoch zu einer funktionellen Einheit.

Messungen bei Qigong-Meistern haben ergeben, daß während der Übungen der durchschnittliche Serotoninstoffwechsel um das 2—3fache ansteigt, während der Noradrenalinspiegel auf ca. 60% absinkt. Diese Forschungsergebnisse zeigen, daß der Begriff des Qi aus medizinischer Sicht in enger Beziehung steht zum Zentralnervensystem.

Die gezielte Stimulation des Zentralnervensystems und seiner regulierenden körpereigenen Substanzen kann nur durch regelmäßiges Training erlernt werden. Es ist anzunehmen, daß die Qi-Übungen diese Prozesse in Gang setzen. Von der Intensität des Übens ist der Erfolg abhängig. Man kann dies mit dem Erlernen von Sprachen vergleichen: Wie viele Sprachen und wie perfekt man sie erlernt, ist nicht nur eine Frage der Begabung, sondern ebenso auch der Übung.

Die Forschungsergebnisse in den letzten Jahren zeigen weiterhin, daß das Qi, das von einem Qigong-Übenden abstrahlt, mit einem modernen Meßgerät meßbar und sogar mit einer Magnetzelle zu speichern ist. Das Qi weist die Eigenschaften eines Teilchenstroms auf und hat eine ähnliche Wirkung wie eine Infrarot-Strahlung. Es zeigt gelegentlich auch den Effekt der statischen Elektrizität. Alle diese Forschungsergebnisse weisen zunächst darauf hin, daß das Qi im wesentlichen fließend, unsichtbar, energie- und informationstragend ist und daß das Sichbilden und Assimilieren des Qi immer von Umwandlungen von Stoffen und Energien begleitet wird.

Qigong ist eine Selbsttrainingsmethode, die das chinesische Volk in jahrhundertelanger Praxis und Erfahrung im Kampf gegen Krankheiten erkannt und entwickelt hat. Durch regulatorische Haltungseinstellung, Atemübungen, Körperentspannung, Bewußtseinskonzentration sowie fließende Bewegungen wird eine Harmonie zwischen dem psychischen und körperlichen Befinden hergestellt, damit die vorhandene körpereigene Vitalität erschlossen und der Zustand aller einzelnen Systeme des Körpers, vor allem des Zentralnervensystems, verbessert wird. Dies dient zur Gesunderhaltung, Krankheitsbekämpfung bzw. Verlängerung der Lebenserwartung. Qigong-Therapie bedeutet also, Qigong auf dem Gebiet der Krankheitsverhütung und -behandlung anzuwenden.

Qigong — Ruhe in Bewegung und Bewegung in Ruhe

Es gibt im Grundprinzip nur zwei verschiedene Arten von Qigong: Übungen in Ruhe (静功 ; im Liegen, Sitzen oder Stehen, siehe Abb. 1) und Übungen in Bewegung (动功).

1. Übungen in Ruhe

Die ruhigen Übungen werden im Sitzen, Liegen oder Stehen als ruhige Haltungsübung durchgeführt, verbunden mit Entspannung, Ruhe, Atmung und Konzentration. Die Konzentration richtet sich dabei nach innen auf die Vorgänge im Körper, deswegen werden sie auch als „innere Übungen" bezeichnet. Da also die Funktion der inneren Organe angeregt wird, spricht man von der *Methode der Bewegung innerhalb der Ruhe*.

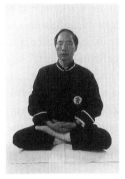
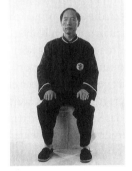
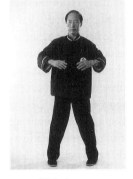

(a) Sitzen   (b) Stehen

Abb. 1: Die ruhigen Qi-Übungen.

2. Übungen in Bewegung

Bei den bewegten Übungen werden durch verschiedene Gliedmaßenbewegungen, eventuell auch Selbstmassage sowie Klopfen auf bestimmte Akupunkturpunkte und die Leitbahnen, alle Teile des Körpers trainiert. Weil sie sich durch erkennbare Körperbewegungen auszeichnen und die Aktivität nach außen gerichtet ist, spricht man auch von „äußeren Übungen". Die bewegten Übungen bringen die Gedanken zu völliger Ruhe, es ist also die *Methode der Ruhe innerhalb der Bewegung*.

Alle Übungen, sowohl die ruhigen als auch die bewegten, sind verbunden mit der Konzentration des Bewußtseins, und zwar auf den Bewegungsablauf des Qi in den Leitbahnen, den Organfunktionskreisen und den Energiesammelstellen. Zu Beginn stellt man sich bewußt auf innere Ruhe ein, erst dann folgt die eigentliche Übung. Ruhe und Bewegung sind hier miteinander kombiniert, durch Bewegung wird die innere Ruhe weiter vertieft, ohne innere Ruhe können keine ruhigen Übungen erfolgen, d. h. Ruhe enthält Bewegung und Bewegung schließt Ruhe nicht aus. Dadurch wirken die Übungen zugleich auf Psyche (Geist, Seele) und Körper, um ein harmonisches Gleichgewicht zwischen beiden zu erreichen. Diese Wechselwirkung, daß Übungen beruhigen und die Ruhe das Üben ermöglicht, das ist das Besondere an Qigong. Qigong ist somit das dialektische Prinzip der Ruhe und Bewegung.

Es gibt zahlreiche Qi-Übungen mit verschiedenen Stilen und Funktionen. In diesem Buch wird als Übung in Bewegung eine Form der *Übung des Kranichs* vorgestellt. Einerseits imitiert man die natürlichen behaglichen und charakteristischen Bewegungen sowie das charmante Auftreten des Kranichs. Andererseits wird die Lebhaftigkeit sowie die Friedlichkeit des Kranichs verkörpert. Für die Chinesen ist der Kranich das traditionelle Symbol der Unsterblichkeit.

Als ruhige Übung wird hier die *Übung des Pfahl-Standes* vorgestellt, bei der ein fest verwurzelter Stand auf dem Boden — wie ein Pfahl — besonders hervorgehoben wird.

Diese beiden Qigong-Formen sind erst seit Anfang dieses Jahrzehnts in China entwickelt worden und ergaben sich aus der Auswahl, Ausarbeitung und Zusammenfassung einer Menge von verschiedenen Übungen. Sie sind einfach zu erlernen. Das wichtigste Merkmal ist die Spontanität des bewußten Qi-Flusses.

Die bisher besprochenen Übungen bezeichnet man auch als „weiches Qigong" (软功). Im Gegensatz hierzu steht das „harte Qigong" (硬功), das z. B. von Akrobaten gezeigt wird. Beim „harten Qigong" steht das nach außen gerichtete Training der Muskeln im Vordergrund. Hierzu ein Beispiel:

Zwei Meister stehen sich gegenüber und setzen sich einen Holzspeer mit Metallspitzen an die Kehle. Nun sammeln sie Qi, halten es im Innern mit großer Konzentration. Auf die Lanze wird ein Druck ausgeübt, der zu einer bogenförmigen Spannung der Lanze führt. Die Lanze bricht, ohne die Meister zu verletzen. Oder: Mit dem Kopf wird eine Steinsäule abgebrochen, ein Meister dreht sich mit dem Bauch auf einem Speer, ein langer Nagel wird mit dem Daumen in das Holz gedrückt.

Diese ungewöhnlichen Fähigkeiten sind für einen normalen Menschen schwer verständlich, schon allein wegen des zweiten Newtonschen Gesetzes: Kraft ist gleich Masse mal Beschleunigung. So kann ein normaler Mensch nur die Kraft seines Oberarms benutzen. Wenn man annimmt, daß der Arm 5 kg wiegt und die Beschleunigung 40 m/sec. beträgt, dann ist die Kraft gleich 200 Newton. Ein Qigong-Meister hingegen kann die Kraft des ganzen Körpers benutzen, d. h. er kann durch die Anregung des Qi die Masse des ganzen Körpers auf einen Punkt konzentrieren. Ist sein Körpergewicht 60 kg, die Beschleunigung wiederum 40 m/sec., so ergibt sich eine Kraft von 2400 Newton.

Abgesehen von dem Unterschied in der Beschleunigung, ruft allein die lokale Konzentration schon eine Kraftvermehrung hervor. Außerdem wird der Meister durch jahrelanges Üben auf jeden Fall schneller und dadurch die Kraft noch größer.

Die jahrhundertealte Erfahrung zeigt, daß durch Muskelentspannung und Konzentration auf das Energiezentrum Dantian sowie Bauchatmung diese Kraft und Geschwindigkeit durch regelmäßiges Training erzielt werden kann. Es kommt dabei darauf an, zuerst total zu entspannen und dann extrem anzuspannen. Es ist das Ziel der Entspannung, anschließend noch mehr gespannt zu sein. Dies ist auch ein Vorgang, Weichheit in Härte umzuwandeln.

Mit der Konzentration auf den Punkt Dantian und der Bauchatmung kann ein Qigong-Meister willentlich den Bewegungsapparat sowie die inneren Organe so einstellen, daß sich genau in einem Moment das ganze Qi und Blut auf einen bestimmten Punkt lenken läßt und somit eine enorme Kraft erzielt wird. Ohne Training kann man diese Bewegung jedoch nicht synchronisieren, deshalb auch nicht das Bewußtsein auf einen Punkt konzentrieren und keine entsprechende Kraft erzeugen.

Viele Dinge in der Biologie sind noch unbekannt, insbesondere das Geheimnis des Gehirns und des Zentralnervensystems muß weiter erforscht werden. Die Qi-Forschung bringt uns gerade auf diesem Gebiet neue Erkenntnisse über Regulation der inneren Organe, physiologische und geistige Aktivität.

So kann die Qigong-Forschung z. B. auch die Aufgabe erfüllen, die biologische Forschung auf bisher unbegangene Pfade zu lenken.

Qigong entfaltet natürliche Fähigkeiten des Menschen, es hat nichts mit Magie zu tun. Es ist das Ziel, durch die Übungen gesund zu bleiben, vielleicht auch in Gesundheit länger zu leben.

Qigong — Selbstbeherrschung und Selbsttraining

Im Vergleich zu den meisten sonstigen Behandlungsarten weist die Qigong-Therapie zwei wesentliche Besonderheiten auf:
1. Bei der Qigong-Therapie betrachtet man den Körper als eine einheitliche Ganzheit und die funktionelle Störung dieser Ganzheit als den eigentlichen Anlaß der Krankheiten.
2. Qigong-Therapie ist eine Selbstheilungsmethode.

Im Sinne der traditionellen chinesischen Medizin stehen alle Teile des menschlichen Körpers einschließlich der Psyche in engem Zusammenhang. Gesundheit bedeutet ein Vorhandensein des inneren Gleichgewichts und Krankheit die Störung dieses Gleichgewichts. Allerdings kommt diese Balance nur zustande, wenn das innere gerechte (gute) Qi (das Zheng-Qi 正气) dominiert und imstande ist, das üble (schlechte) Qi (das Xie-Qi 邪气) von außen abzuwehren und von innen zu unterdrücken. Im Gegensatz hierzu wird die Harmonie gestört, wenn das gerechte Qi so geschwächt ist, daß das üble Qi vorherrschend wird. Die inneren Faktoren sind die Ursache und die äußeren Faktoren die Bedingung aller Vorgänge. Die Schwächung des inneren gerechten Qi ist der eigentliche Anlaß aller Krankheiten.

Der Zustand des gerechten Qi ist übrigens auch ausschlaggebend für die Entwicklung bzw. Prognose der Krankheiten. Die Qigong-Therapie dient zur Unterstützung des gerechten Qi und trägt auf diesem Weg zur Erhaltung der inneren Harmonie bei. Bei gestörtem Gleichgewicht verhilft sie dazu, das üble Qi zu unterdrücken und die innere Harmonie wieder aufzubauen.

Beim Qigong steht die subjektive Aktivität immer im Vordergrund. Nach der Auffassung der Medizin im alten China sind alle anderen inneren Organe dem Herzen untergeordnet. Es ist auch zuständig für die geistige Aktivität. In erster Linie geht es darum, störende Gedanken auszuschließen, das Herz zu beruhigen und absolute Ruhe zu erreichen. In dieser Situation kann das Herz seine Funktion voll ausüben und den gesamten Organismus harmonisieren. Nach Anleitung und Einführung in das Qigong durch einen erfahrenen Lehrer müssen die Übungen allein durchgeführt werden, d. h. Selbsttraining.

Qigong ist geeignet zur Behandlung vieler chronischer Störungen, sowohl funktioneller als auch organischer Erkrankungen. Von besonderer Bedeutung sind die Zusammenhänge der Gefühle und Emotionen mit den Organfunktionskreisen. Ärger, Sorgen, Trauer, Ängste und sogar Freude können den zugehörigen Funktionskreisen schaden und zu entsprechenden Krankheiten führen. Durch Qi-Übung infolge der vier Kettenglieder von Entspannung, Ruhe, Konzentration und Atmung (松静守息) läßt sich eine harmonische Einstellung von Gefühl und Emotion erzielen. Da die Qi-Übungen eine völlig intakte Selbstbeherrschung voraussetzen, dürfen Patienten mit gestörter Selbstkontrolle Qigong nicht betreiben.

Regelmäßiges Üben führt nach einer gewissen Zeit zu einer deutlich wahrnehmbaren Besserung des Allgemeinbefindens mit besserem Schlaf, Regulierung der Verdauungsvorgänge, zunehmender Aktivität, besserer Abwehrkraft, z. B. gegen Infekte. Die Qigong-Therapie schließt andere Heilungsmethoden nicht aus, im Gegenteil, für manche Krankheiten ist es am erfolgreichsten, sie mit anderen Therapien zu kombinieren.

Chronische Krankheiten führen oft zu Leidensdruck und Depression. Dieser Zustand beeinträchtigt den Kranken und erschwert die Besserung bzw. Heilung. Er ist auch ein großes Hindernis für die Qigong-Therapie. Es ist daher sehr wichtig, diese Depression zu überwinden, auf die eigenen Heilungskräfte zu vertrauen, den seelischen Druck loszulassen und sich auf regelmäßiges Üben einzulassen.

Erste eigene körperliche Erfahrungen beim Üben, z. B. das Wärmeempfinden im Bereich des Dantian oder Kribbeln und Wärmegefühl in den Fingerspitzen („Qi-Gefühl"), zeigen an, daß die Krankheit langsam zurückgeht. Diese Situation muß man ausnützen, indem man weiter übt, um den Erfolg zu vergrößern. Trotzdem darf man nun nicht glauben, die Heilung ginge jetzt schnell voran. Konsequenz beim Üben, Einsatz und Fleiß sind Voraussetzung für einen dauerhaften Erfolg. Es ist zu empfehlen, die Übung in den eigenen Tagesplan einzuordnen, sie in den täglichen Ablauf einzufügen wie Essen, Trinken und Zähneputzen.

Sehr wichtig ist es, Qigong zunächst unter erfahrener Anleitung zu erlernen. Ein begleitendes Literaturstudium unterstützt die Motivation und die Erkenntnis der tieferen Zusammenhänge.

Qigong — Theoretische Grundlagen

Da die Qigong-Therapie, wie schon erwähnt, ein untrennbarer Bestandteil der traditionellen chinesischen Medizin ist, sei hier ergänzend ein skizzenhafter Abriß der wichtigsten theoretischen Grundbegriffe eingefügt (vgl. auch Petersohn, „Chinesische Medizin ist mehr als Akupunktur", Karl F. Haug Verlag, sowie weitere Literaturempfehlungen im Anhang).

Grundpfeiler des chinesischen Heilsystems, die die Beurteilung und Bewertung energetischer Qualitäten und funktioneller dynamischer Vorgänge im Makrokosmos Natur und Mikrokosmos Mensch ermöglichen, sind
1. Yin und Yang,
2. die Wandlungsphasen,
3. die Funktionskreise,
4. die Leitbahnen,
5. das „Qi".

Die philosophische Lehre der traditionellen chinesischen Medizin stellt den ganzen Menschen mit seinen Funktionen und Beziehungen zu seiner Umwelt in den Mittelpunkt der Betrachtung. Er steht zwischen Himmel und Erde; durch die Atmung ist er mit dem Himmel (Yang), durch die Nahrung mit der Erde (Yin) verbunden. Er ist eingebunden in die kosmischen Einflüsse klimatischer Bedingungen und die Rhythmik von Tages- und Jahreszeiten.

Der Mikrokosmos Mensch wird als Abbild des Makrokosmos Natur betrachtet — beide folgen denselben Gesetzmäßigkeiten. Sowohl im Makro- wie auch im Mikrokosmos findet teils innerhalb, teils außerhalb bestimmter Leitbahnen ein ständiger energetischer Kreislauf statt. Die energetischen Kräfte, die überall polare und doch sich ergänzende Wirkungen entfalten, werden als Yin und Yang bezeichnet.

1. Yin und Yang

sind polare Begriffe, Prinzipien, Konstellationen, Symbole für die verschiedensten Erscheinungen in Natur und Mensch. Durch Yin und Yang können Beobachtungen unmittelbar definiert und systematisch eingeordnet werden. Sie dürfen jedoch niemals absolut, sondern immer nur in der Relation verstanden werden, d. h. etwas ist einerseits Yin, andererseits Yang. Ohne Yin gibt es kein Yang, oder in jedem Yin ist auch Yang und umgekehrt.

Yin und Yang befinden sich in ständiger Bewegung und Umwandlung. Für die Medizin bedeutet Gleichgewicht von Yin und Yang Leben in Harmonie und Gesundheit; es ist die Basis jeglicher Behandlung, während die Störung des energetischen Gleichgewichts zu Krankheit führt.

2. Die Wandlungsphasen

dienen der Beschreibung zyklischer energetischer Abläufe, die durch den aktiven Antrieb des Yang und die bremsende Funktion des Yin gesteuert werden. Sie stehen in enger Verbindung mit den Organfunktionskreisen, die den Wandlungsphasen zugeordnet werden.

3. Die Funktionskreise („orbes")

Obwohl die Funktionskreise die Namen von Organen tragen, z. B. Leber, Lunge, Herz usw., dürfen sie nicht mit unserem anatomischen Organbegriff gleichgesetzt werden. Durch eine Vielzahl von Phänomenen, die im Laufe der Jahrhunderte zusammengetragen und beschrieben wurden, wird jeder Funktionskreis charakterisiert und zu einem umfassenden funktionellen energetischen Begriff.

Die Funktionskreise haben Yang- oder Yin-Charakter. Zum Yin gehören Leber, Herz, Milz, Lunge und Niere, zum Yang Gallenblase, Dünndarm, Magen, Dickdarm und Blase.

Jeder Yin-Funktionskreis bildet mit seinem zugehörigen Yang-Funktionskreis ein funktionelles Gespann. Kommt es zu Störungen, kann auf die betroffenen Funktionskreise geschlossen und entsprechend behandelt werden, z. B. mit Arznei, Akupunktur oder bestimmten Qi-Übungen.

Die Erhaltung des Gleichgewichts ist von verschiedenen Faktoren abhängig. Die Rhythmen der Tages- und Jahreszeiten und klimatische Bedingungen spielen ebenso eine Rolle wie die Nahrung oder psychische Belastungen.

In den Funktionskreisen wird die Energie des „Qi" z. T. gebildet, transportiert oder gespeichert. Sie sind mit den zugehörigen Leitbahnen verbunden.

4. Die Leitbahnen

dienen dem Transport und der Verteilung des Qi, der Lebensenergie, im Körper. Es gibt 12 Hauptleitbahnen (Jing 经) und zahlreiche Nebenleitbahnen (Luo 络) mit netzartigen Verflechtungen und Verzweigungen (s. S. 22, Abb. 2), die jeweils den Namen des Organfunktionskreises tragen, in enger Verbindung zu ihm stehen und den gleichen Yin- oder Yang-Charakter haben:

Yang-Leitbahnen des Armes:	Dickdarm
	Dreifacher Erwärmer
	Dünndarm
des Beines:	Magen
	Gallenblase
	Blase
Yin-Leitbahnen des Armes:	Lunge
	Hülle des Herzens
	Herz
des Beines:	Milz
	Leber
	Niere

Die 3 Yang-Leitbahnen der Arme (Dickdarm, Dreifacher Erwärmer und Dünndarm) beginnen an den Fingerspitzen und ziehen zum Gesicht. Die 3 Yin-Leitbahnen der Arme (Lunge, Hülle des Herzens und Herz) beginnen in der Achselgegend und ziehen zu den Fingerspitzen, immer jeweils rechts und links. Die 3 Yang-Leitbahnen der Beine (Magen, Gallenblase und Blase) beginnen im Gesicht und enden an den Zehenspitzen. Die 3 Yin-Leitbahnen der Beine (Milz, Leber und Niere) führen von den Zehenspitzen bis zum Rumpf, wiederum rechts und links.

Es gibt also 12 Hauptleitbahnen. Ebenso wie die Funktionskreise bilden auch Yang- und Yin-Leitbahnen eine funktionelle Einheit, z. B. Lungen- und Dickdarm-Leitbahn, Blasen- und Nieren-Leitbahn usw. Den Gesetzmäßigkeiten von Yin und Yang folgend, verlaufen die Yang-Leitbahnen überwiegend an der Außenseite des Körpers, die Yin-Leitbahnen an der Innenseite.

Im Kreislauf der Energie fließt das Qi von einer Leitbahn in die andere und nimmt abwechselnd Yang- und Yin-Charakter an. Dieser Umlauf dauert 24 Stunden und ist von unterschiedlicher Intensität, d. h. es gibt für jede Leitbahn Stunden starken und schwachen Durchflusses, dem Rhythmus von Yin und Yang (Tag und Nacht) entsprechend.

Durch die zahlreichen Querverbindungen der Haupt- und Nebenleitbahnen kann das Qi jeden Teil des Körpers erreichen. Oben und unten, rechts und links, außen und innen sowie vorn und hinten sind durch die ständig fließende Energie miteinander verbunden. So sind die Yang-Leitbahnen, die an der Außenseite des Armes verlaufen, mit den Yin-Leitbahnen an der Innenseite gekoppelt, ebenso die Yang- und Yin-Leitbahnen der Beine.

Außen-Innen-Kopplung:

Außen	**Innen**
Dickdarm	Lunge
Dreifacher Erwärmer	Hülle des Herzens
Dünndarm	Herz
Magen	Milz
Gallenblase	Leber
Blase	Niere

Verbindungen der Yang-Leitbahnen der Arme mit denen der Beine und Yin-Leitbahnen der Arme und Beine nennt man *Oben-Unten-Kopplung:*

Oben	**Unten**
Dünndarm	Blase
Dreifacher Erwärmer	Gallenblase
Dickdarm	Magen
Lunge	Milz
Hülle des Herzens	Leber
Herz	Niere

Diese direkten Verbindungen der Energiebahnen spielen eine wichtige Rolle in der Behandlung, denn auf den Hauptleitbahnen liegen die Reizpunkte, über die man auf den Energiefluß einwirken kann. Es handelt sich dabei um Öffnungen der Energiebahnen an genau beschriebenen Stellen, die meist gut als Vertiefung zu tasten sind. Die Kenntnis ihrer Wirkung beruht z. T. auf Erfahrung — ihre Beschreibung ist schon in den ältesten Texten zu finden —, vor allem aber auf den theoretischen Grundlagen, die wohl später entwickelt wurden.

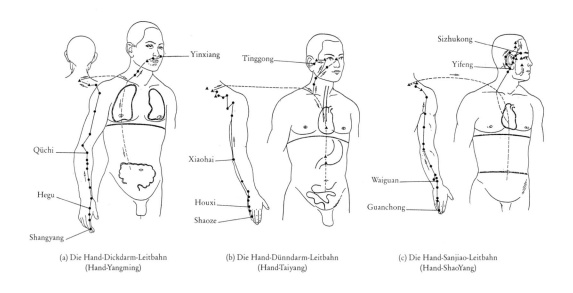

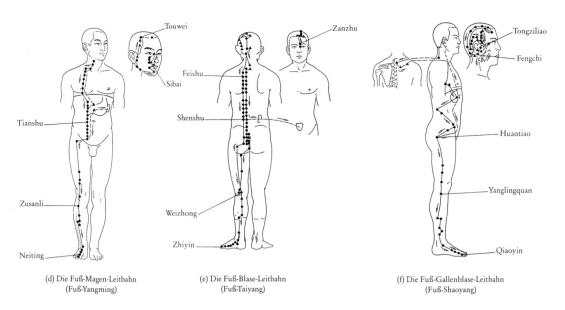

Abb. 2: Die 6 Yang-Leitbahnen im Körper eines Menschen mit den für Qigong besonders wichtigen Reizpunkten.

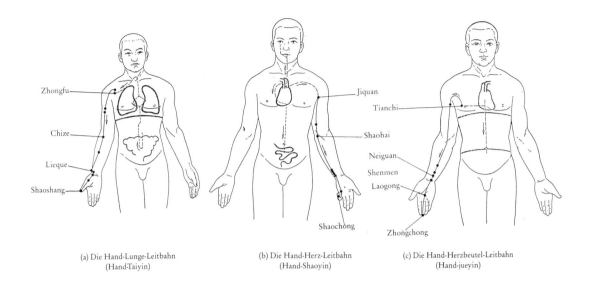

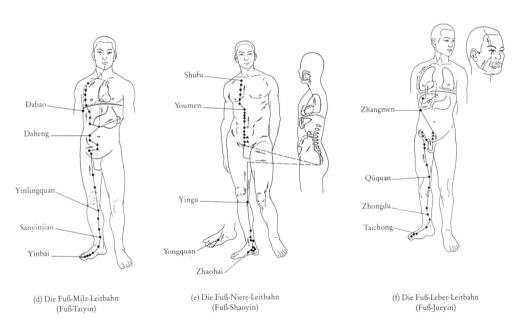

Abb. 3: Die 6 Yin-Leitbahnen im Körper eines Menschen mit den für Qigong besonders wichtigen Reizpunkten.

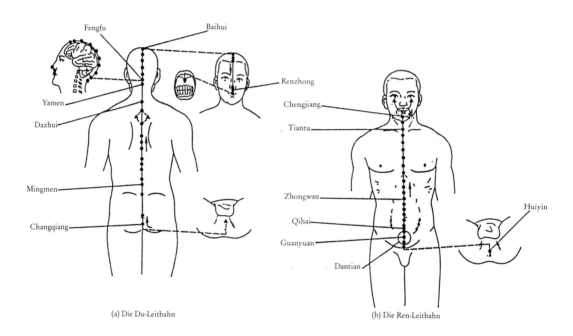

Abb. 4: Die 2 besonderen Leitbahnen mit den für Qigong besonders wichtigen Reizpunkten.

II. Die Übung des Kranichs (Übung in Bewegung)

Übungsabläufe

A) Der Fluß des Qi in die 6 Richtungen und die zweifache Rückführung des Qi

A-1 *Vorbereitung* (Abb. A1)

Grundhaltung: Füße etwas mehr als schulterbreit auseinander, Zehen leicht einwärts zeigend, fester Kontakt zum Boden. Arme und Hände natürlich beiderseits des Körpers hängen lassen, Schultern leicht gerundet, Achselhöhlen frei, Knie leicht gebeugt, Wirbelsäule gerade. Ruhig stehen, fest verwurzelt wie ein Baum. Mit der Zungenspitze zart die oberen Schneidezähne berühren (Verbindung der Leitbahnen Du Mai und Ren Mai und Schließen des Mikrokreislaufes). Das Gesicht entspannen, als ob man lächelt. Das Bewußtsein zur Ruhe kommen lassen und bewußt alle Muskeln von Kopf bis Fuß entspannen. Qi in das Areal des Dantian (Abb. 4 b, S. 24) sinken lassen und auf dieses Zentrum konzentrieren (Abb. A1).

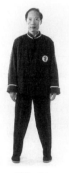
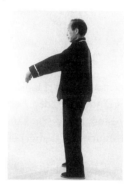
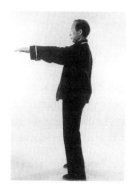

Abb. A1 Abb. A2 Abb. A3

A-2 *Die Flügel erheben* (Abb. A2—A6)

In Gedanken den Fluß des Qi vom Dantian abwärts durch den Punkt Huiyin (Abb. 4 b, S. 24) in die Du-Leitbahn (Abb. 4, S. 24) und entlang der Wirbelsäule aufwärts begleiten bis zum Punkt Dazhui (über dem 7. Halswirbel, Abb. 4 a, S. 24) und von diesem Zentrum den weiteren Fluß verfolgen entlang der Arme zu den Laogong-Punkten (in der Mitte der Handflächen, Abb. 3 c, S. 23). Langsam die Arme vor dem Körper anheben bis in Schulterhöhe, Hände entspannt hängen lassen (Abb. A2—A3). Nun Aufrichten der Hände, bis sie mit den Unterarmen einen Winkel von 90 Grad bilden. Ellbogen beugen und Arme anziehen, dann wieder ausstrecken. Sanftes Zurückziehen und Schieben (Abb. A4—A6). 3mal ausführen.

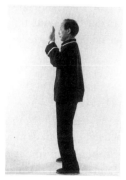
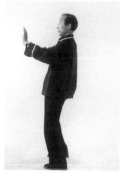
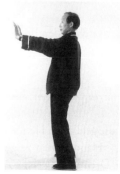

Abb. A4 Abb. A5 Abb. A6

A-3 *Die Flügel entfalten* (Abb. A7—A9)

Hände sinken lassen und in der Verlängerung der Unterarme leicht ausstrecken, nun die Arme seitwärts führen (Abb. A7). Hände wieder aufrichten (90 Grad), Ellbogen leicht beugen und Arme anziehen, dann wieder strecken. Sanftes Zurückziehen-Schieben nach beiden Seiten (Abb. A8—A9). 3mal ausführen.

A-4 *Die Flügel schließen* (Abb. A10—A12)

Hände und Arme gestreckt langsam sinken lassen bis auf etwa 20 Grad Abstand zum Körper (Abb. A10), Handflächen drehen und nach hinten zeigen lassen, dann langsam nach hinten führen (etwa 45 Grad) und das Körpergewicht auf den Vorfuß verlagern (Abb. A11—A12).

A-5 *Mit den Flügeln vorstoßen* (Abb. A13—A15)

Hände hinter dem Rücken halten, Fersen anheben, Handrücken nach außen drehen, Arme beugen, Finger schließen (Pfötchenstellung), die Hände unter den Achselhöhlen entlang nach vorn führen, mit den Ellbogen kräftig gegen die Rippen pressen, Hände ruckartig öffnen und mit den Fersen kräftig wieder auf den Boden zurückkommen (verbrauchtes Qi abgeben). Knie wieder leicht beugen.

A-6 *Das Qi halten und in den Scheitel einfließen lassen* (Abb. A16—A17)

Das Qi wie einen Ball mit leicht gebeugten Armen vor dem Körper halten, Arme langsam anheben bis über den Kopf und das Qi in das Energiezentrum des Kopfes im Bereich des Punktes Baihui einfließen lassen.

A-7 *Den Himmel durchdringen und sich mit dem Yang vereinigen* (Abb. A18—A20)

Hände über dem Kopf falten. Handflächen nach oben drehen. Nun 3mal mit den beiden Ellbogen eine Acht beschreiben, zuerst mit der Halswirbelsäule, dann mit der Brustwirbelsäule und zuletzt mit der Lendenwirbelsäule als Achse. Bewußt nach und nach alle Wirbel an der Bewegung teilnehmen lassen. Jeweils zwischen den drei Bewegungen die Arme und den Körper nach oben strecken.

A-8 *Die Erde durchdringen und sich mit dem Yin vereinigen* (Abb. A21—A23)

Langsam die gefalteten Hände vor dem Kopf abwärts führen, Kopf beugen und mit dem Körper nach vorn neigen, Handflächen zeigen zum Boden, den sie, wenn möglich, berühren (nicht erzwingen!) (Abb. A21). Dreimalige weiche Auf- und Abwärtsbewegung mit den Händen zum Boden, zuerst in der Mitte, dann vor dem linken Fuß (Abb. A22), dann vor dem rechten (Abb. A23).

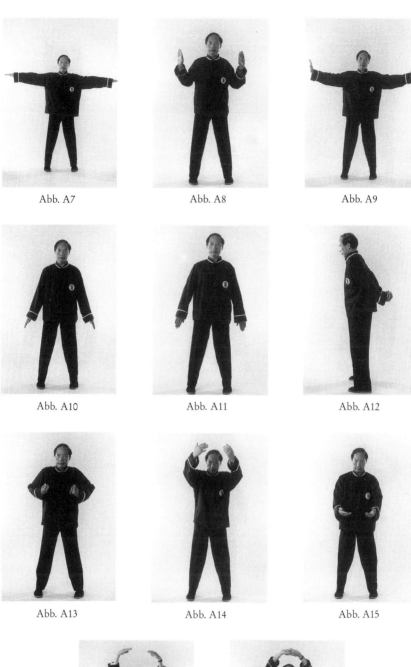

Abb. A7 Abb. A8 Abb. A9

Abb. A10 Abb. A11 Abb. A12

Abb. A13 Abb. A14 Abb. A15

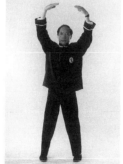 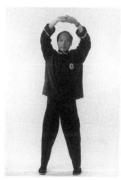

Abb. A16 Abb. A17

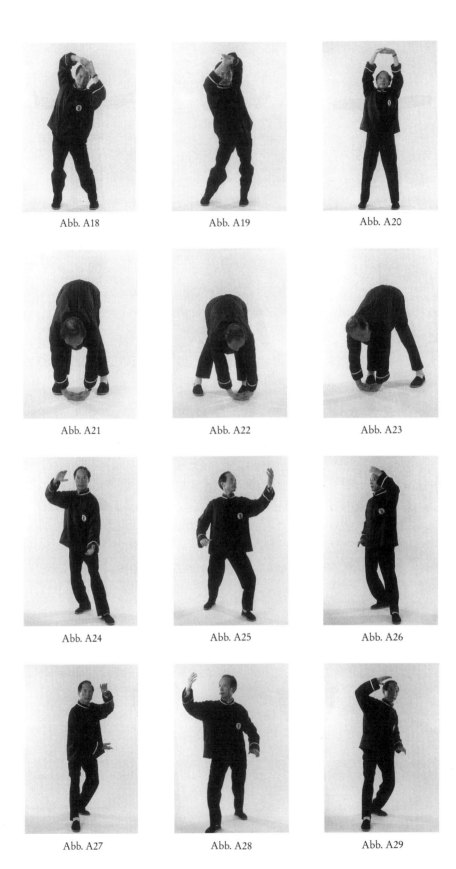

Abb. A18　　　Abb. A19　　　Abb. A20

Abb. A21　　　Abb. A22　　　Abb. A23

Abb. A24　　　Abb. A25　　　Abb. A26

Abb. A27　　　Abb. A28　　　Abb. A29

A-9 *Die Bewegung des Affen und der Tanz des Kranichs* (Abb. A24—A29)

Hände runden, als ob sie einen Ball (von Qi) halten. Kreuz aufrichten. Das Körpergewicht auf die rechte Seite verlagern und den linken Fuß einen Schritt vorsetzen (Abb. A24). Den Ball teilen durch Drehung der rechten Hand in Richtung zum Dantian und bogenförmige Führung des linken Arms um etwa 45 Grad nach links. Die Augen sind konzentriert auf den Laogong-Punkt in der Handfläche gerichtet (Abb. A25). Den Kopf wieder geradeaus richten. Das Qi mit der linken Hand bis zum Baihui führen und an der Seite des Körpers einströmen lassen, bis die Hand die Gegend des Dantian erreicht hat. (Die äußere Bewegung veranlaßt inneres Strömen.) Qi sammeln, linken Fuß zurücksetzen (Abb. A26—A27).

Körpergewicht auf den linken Fuß verlagern und den rechten Fuß einen Schritt vorsetzen, den Ball des Qi teilen durch Drehung der linken Hand in Richtung zum Dantian und bogenförmige Führung des rechten Arms um etwa 45 Grad nach rechts, Augen konzentriert auf den Punkt Laogong. Den Kopf wieder geradeaus richten, das Qi mit der rechten Hand in den Punkt Baihui und die rechte Körperseite einfließen lassen. Langsam den rechten Fuß zurücksetzen, das Qi vor dem Körper mit beiden Händen sammeln, Körper gerade, Nase in einer Linie mit dem Nabel. Schulter entspannen, den Damm sinken lassen, Konzentration auf den Dantian zur Bewahrung des Qi (Abb. A28—A29).

A-10 *Das Qi zweifach zurückführen* (Abb. A30—A38)

Finger entspannen, das Qi wie einen Ball ergreifen, es langsam zum Kopf führen und in den Punkt Baihui einfließen lassen (Abb. A30—A32). Ellbogen sinken lassen bis Schulterhöhe, Brustkorb dehnen. Hände weiter sinken lassen und das Qi zum Dantian leiten, Öffnen der Hände vor dem Dantian bis zu 45 Grad und dann wieder schließen (Abb. A33—A37). Schließlich zurück zur Grundhaltung (Abb. A38).

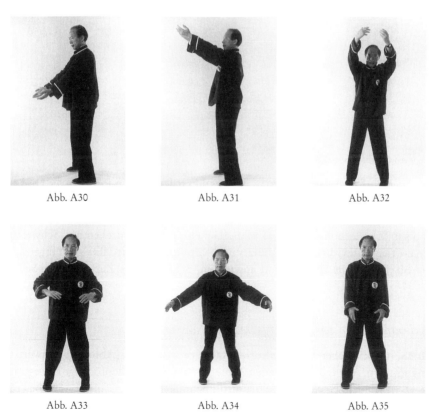

Abb. A30   Abb. A31   Abb. A32

Abb. A33   Abb. A34   Abb. A35

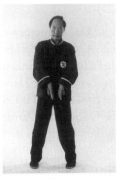 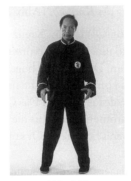 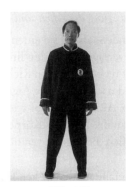

Abb. A36   Abb. A37   Abb. A38

B) Verbindung des Menschen mit Himmel und Erde

B-1 *Vorbereitung* (Abb. B1)

Grundhaltung wie A-1.

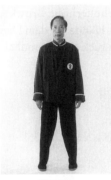 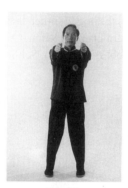 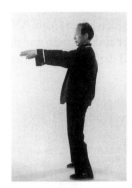

Abb. B1   Abb. B2   Abb. B3

B-2 *Die Flügel erheben* (Abb. B2–B5)

In Gedanken den Fluß des Qi vom Dantian abwärts durch den Huiyin-Punkt in die Du-Leitbahn und entlang der Wirbelsäule aufwärts zum Dazhui-Punkt begleiten und von da weiter in beide Schultern und Arme zu dem Laogong-Punkt in der Handfläche. Langsam Arme anheben (Handflächen zeigen zueinander) bis in Schulterhöhe (Abb. B2). Handflächen nach unten drehen und Schwertstellung formen: den Zeige-(Yang-) und Mittel-(Yin-)Finger nach vorn strecken, die 3 übrigen Finger schließen sich zum Kreis (Abb. B3). Arme abwechselnd anwinkeln, 3mal weiches Zurückziehen-Schieben (Abb. B4–B5).

B-3 *Die Flügel entfalten und den Himmel betrachten* (Abb. B6–B11)

Hände öffnen, in natürlicher Haltung horizontal seitwärts führen (Abb. B6). Schwertstellung mit Yin- und Yang-Fingern. Abwechselnd mit den Armen 3mal weiche wellenförmige Bewegungen ausführen (Abb. B7–B8). Mit dem Nacken als Zentrum, die Schultern aufwärts und abwärts bewegen, die Ellbogen und Handgelenke folgen der Bewegung schlangenförmig.

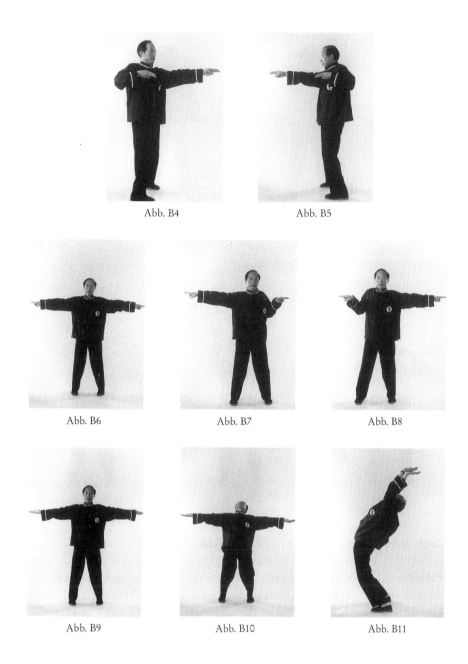

Abb. B4 Abb. B5
Abb. B6 Abb. B7 Abb. B8
Abb. B9 Abb. B10 Abb. B11

Hände wieder öffnen, Handflächen nach oben drehen, mit dem Oberkörper langsam nach hinten biegen und mit den Augen den Himmel betrachten (Abb. B9—B11; bei Halswirbelsäulenbeschwerden diesen Übungsteil vorsichtig, eventuell nur angedeutet ausführen, um Schwindelgefühl zu vermeiden).

B-4 *Die Flügel schließen* (Abb. B12—B15)

Langsam wieder gerade richten, Hände drehen, Arme sinken lassen (20 Grad Abstand zum Körper).

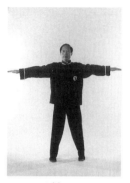 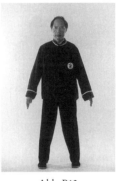 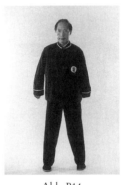 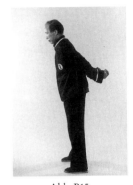

Abb. B12 — Abb. B13 — Abb. B14 — Abb. B15

B-5 *Mit den Flügeln vorstoßen* (Abb. B16—B18)

Wie A-5.

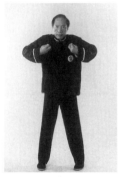 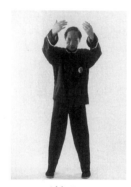 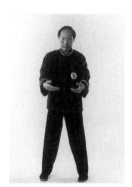

Abb. B16 — Abb. B17 — Abb. B18

B-6 *Verbindung des Menschen mit Himmel und Erde* (Abb. B19—B35)

Zur Verbindung des Menschen mit Himmel und Erde Gewicht auf den rechten Fuß verlagern, linken Fuß leicht anheben und mit der Ferse zuerst aufsetzend einen halben Schritt nach links vorn ausführen (Abb. B19). Gewicht nach links verlagern, beide Arme seitlich horizontal strecken, Handflächen zeigen nach oben (Abb. B20). Mit dem Daumen der linken Hand den Mittelfinger berühren (Lungen- und Kreislauf-Leitbahn), linken Arm beugen und die Hand zur rechten Brustkorbseite bewegen (Abb. B21), dann ebenso rechte Hand (mit derselben Fingerstellung) zur linken Brustkorbseite (Abb. B22). Hände öffnen, linke Hand bei leichter begleitender Rumpfbeugung nach links oben führen, Handrücken zeigt nach oben; der rechte Arm wird nach rechts unten gebracht und die Handfläche zeigt nach hinten: „Verbindung zwischen Himmel und Erde" (Abb. B23—B24).

Den Ball des Qi vor dem Körper erfassen, linke Hand über der rechten, Gewicht auf den linken Fuß, das Qi zerteilen (Abb. B25—B26) und den rechten Fuß einen halben Schritt nach rechts vorn ausführen, Gewicht auf dem rechten Fuß, beide Arme seitlich horizontal anheben, Handflächen zeigen nach oben (Abb. B27—B28). Daumen und Mittelfinger schließen und zuerst die rechte, dann die linke Hand vor den Brustkorb führen (Abb. B29—B30). Hände öffnen, rechte Hand bei leichter begleitender Rumpfbeugung nach rechts oben, linke nach links unten bringen: „Verbindung zwischen Himmel und Erde" (Abb. B31—B32).

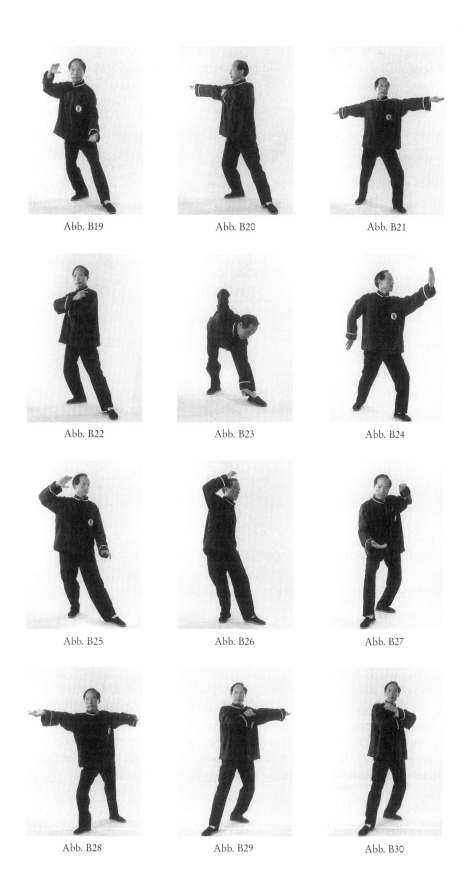

Abb. B19   Abb. B20   Abb. B21

Abb. B22   Abb. B23   Abb. B24

Abb. B25   Abb. B26   Abb. B27

Abb. B28   Abb. B29   Abb. B30

Gewicht langsam zurück auf den linken Fuß verlagern, mit der rechten Hand das Qi einfließen lassen in Kopf und Seite, rechten Fuß in die Grundstellung zurück. Öffnen und Schließen vor dem Dantian, in dem sich das Qi sammelt (Abb. B33—B35).

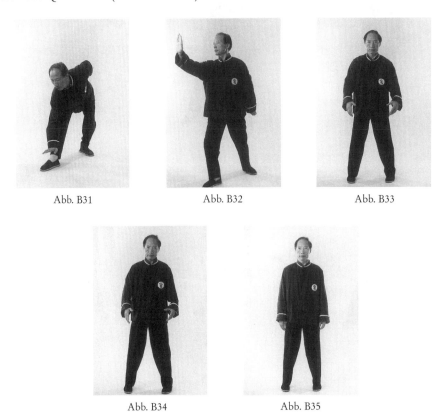

Abb. B31 Abb. B32 Abb. B33

Abb. B34 Abb. B35

C) Kranichkopf und Drachenhaupt — das Qi durchdringt die Gelenke

C-1 *Vorbereitung* (Abb. C1)

C-2 *Kranichkopf* (Abb. C2—C3)

Alle Gelenke sollen locker sein. Das Qi muß im Zentrum des Bauches, Dantian, gesammelt werden. Danach soll das Qi vom Bauchzentrum den Rücken hoch über den Kopf und die Gesichtsmitte herunter bis zur Kinngrube, dem Punkt Chengjiang (Abb. 4b, S. 24), fließen. Das Kinn stellt den Schnabel des Kranichs dar. Der Nacken ist die Drehachse. Die folgende Bewegung ist kreisförmig. Kopf vorwärts und leicht abwärts bewegen, als ob der Vogel pickt. In der Rückwärtsbewegung das Kinn auf die Brust nehmen und in aufrechte Haltung zurückkehren. Die Knie sind bei dieser Übung leicht gebeugt, leichte Vorwärtsneigung aus der Hüfte heraus, 3mal. Die Konzentration richtet sich auf den Punkt Baihui am Schädeldach, als ob der Kopf den Himmel stützt (Abb. C2—C3).

C-3 *Drachenhaupt* (Abb. C4—C6)

Der Nacken ist die Drehachse. Wir stellen uns vor, daß wir wie ein Drache Hörner an den Kopfseiten und einen Schwanz an der Lendenwirbelsäule haben. Den Oberkörper leicht nach links und rechts drehen, dabei den Kopf jeweils etwas gegen die Schulter der Drehrichtung neigen. Bei jedem Überschreiten der Senkrechten den Nacken nach oben recken (Abb. C5—C6), 3mal. Zurück zur Vorbereitungshaltung.

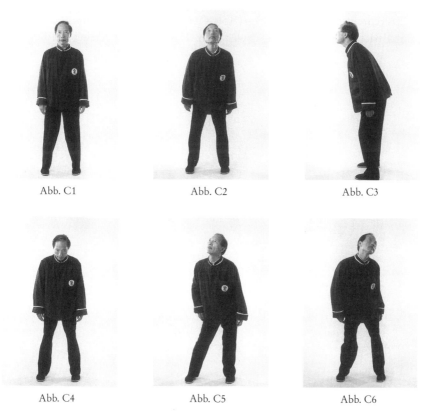

Abb. C1 Abb. C2 Abb. C3

Abb. C4 Abb. C5 Abb. C6

C-4 *Die Hüfte drehen* (Abb. C7—C10)

Zweimal das Qi sammeln, Hände vom Bauchzentrum aus entlang der Gürtelleitbahn, dem Dai Mai (in der Gürtellinie), auf den Rücken führen. Handrücken berühren den Rücken neben und oberhalb der Lendenwirbelsäule, im Areal des Punktes Shenshu (Blase 23, Abb. 2e, S. 22). Die Handflächen zeigen nach hinten. Aus den Hüftgelenken heraus 3mal nach links, dann 3mal nach rechts kreisen (Abb. C7—C10).

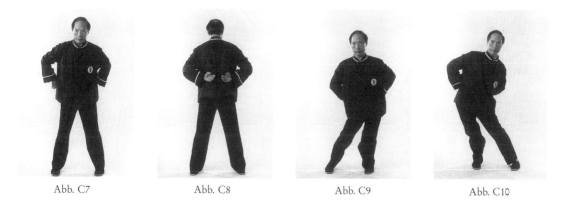

Abb. C7 Abb. C8 Abb. C9 Abb. C10

C-5 *4mal mit den Knien kreisen* (Abb. C11—C16)

Die Daumen ins Zentrum der Handflächen, den Punkt Laogong, pressen. Hände wieder öffnen, mit den Handflächen über Gesäß und Oberschenkelseiten nach unten bis zum Knie streichen, wo die Hände leicht einwärts gedreht aufgestützt werden (Abb. C11). Beide Knie 3mal nach rechts kreisen, danach 3mal links, 3mal nach außen und 3mal nach innen. Das Denken begleitet die Bewegungen (Abb. C12—C16).

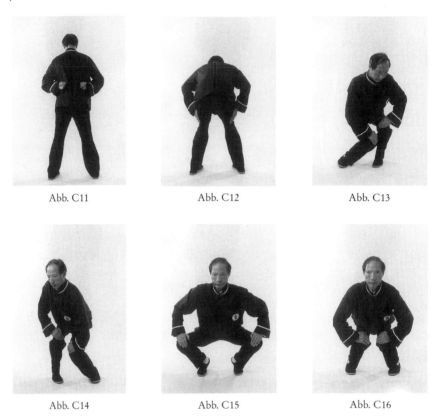

Abb. C11   Abb. C12   Abb. C13

Abb. C14   Abb. C15   Abb. C16

C-6 *Das Qi durchdringt die Gelenke* (Abb. C17—C19)

Die Hände auf die Knie legen. 3mal in die Hocke gehen, dabei an die Knie denken, beim Aufstehen an die Fußsohlen.

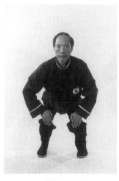 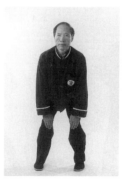 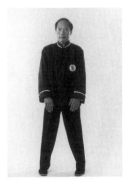

Abb. C17   Abb. C18   Abb. C19

C-7 *Das Qi zweifach zurückführen* (Abb. C20—C28)

Wie A-10.

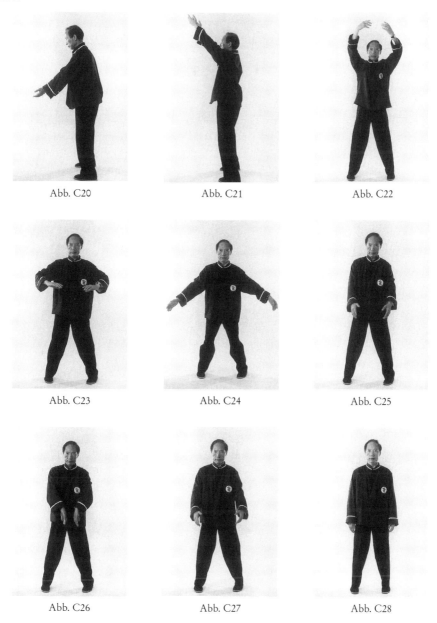

D) **Der Kranich tippt ins Wasser**

D-1 *Vorbereitung* (Abb. D1)

D-2 *Das Qi zweifach zurückführen* (Abb. D2—D9)

Wie A-10.

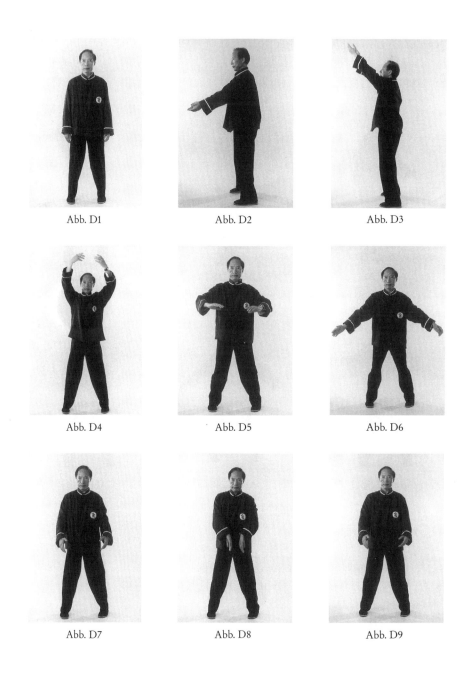

Abb. D1   Abb. D2   Abb. D3

Abb. D4   Abb. D5   Abb. D6

Abb. D7   Abb. D8   Abb. D9

D-3 *Der Kranich tippt ins Wasser (I)* (Abb. D10—D15)

Die Arme hängen locker vor dem Körper. Die Handflächen zeigen nach unten. Die Arme parallel vor dem Körper anheben bis in die Waagerechte. Dabei linkes Bein anheben, so daß Ober- und Unterschenkel einen rechten Winkel bilden. Die Fußspitze zeigt nach unten (Abb. D10). Mit dem Standbein tief wippen. Dabei mit den Armen Vogelflugbewegung imitieren (Abb. D11—D15), 3mal. Konzentration im Zentrum der Hand- und Fußflächen.

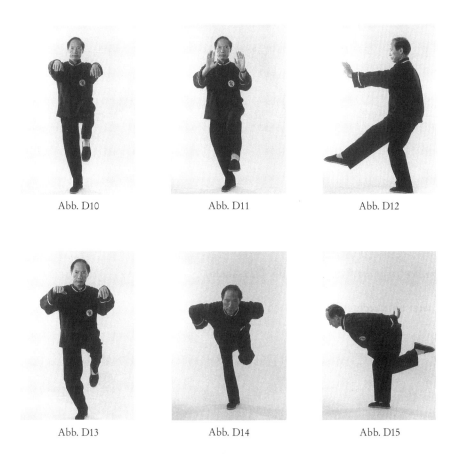

Abb. D10 Abb. D11 Abb. D12

Abb. D13 Abb. D14 Abb. D15

D-4 *Der Kranich streicht über das Wasser (I)* (Abb. D16—D20)

Die Arme sind locker, das linke Bein wie oben angehoben. Beide Arme seitwärts führen bis auf Schulterhöhe, so daß eine waagerechte Linie entsteht (Abb. D16). Die Finger formen ein Schwert. Mit den Armen abwechselnd locker zustechen, das nennt man Drachenbewegung (Abb. D17—D18), 3mal. Danach Flugbewegung mit beiden Armen, dabei tief mit dem Standbein wippen (Abb. D19—D20), 3mal.

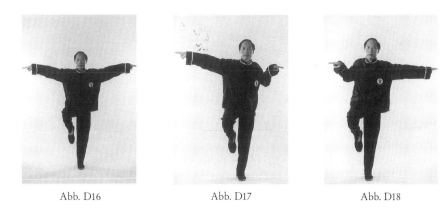

Abb. D16 Abb. D17 Abb. D18

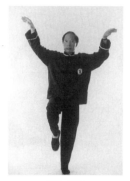

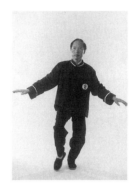

Abb. D19　　　　　　　　Abb. D20

D-5 *Der Kranich tippt ins Wasser (II)* (Abb. D21–D25)

Wie D-3, jetzt aber rechtes Bein anheben.

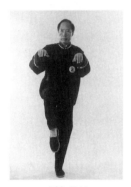 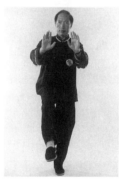 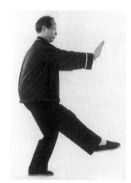

Abb. D21　　　　　Abb. D22　　　　　Abb. D23

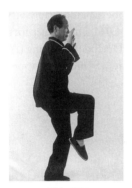 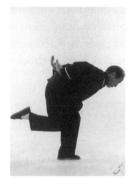

Abb. D24　　　　　　　　Abb. D25

D-6 *Der Kranich streicht über das Wasser (II)* (Abb. D26–D30)

Wie D-4, jetzt aber rechtes Bein angehoben (Abb. D26–D30).

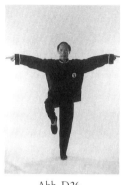 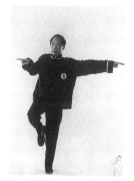 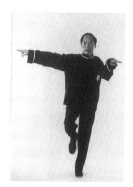

Abb. D26 Abb. D27 Abb. D28

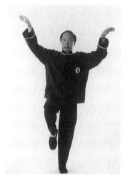 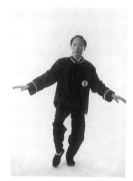

Abb. D29 Abb. D30

D-7 *Das Qi zweifach zurückführen* (Abb. D31—D34)

Wie A-10.

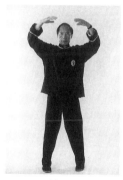 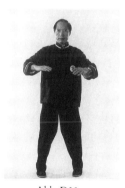 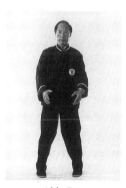 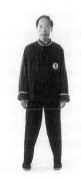

Abb. D31 Abb. D32 Abb. D33 Abb. D34

E) Zur kosmischen Einheit zurückkehren

E-1 *Vorbereitung* (Abb. E1)

E-2 *Das Qi zweifach zurückführen* (Abb. E2—E9)

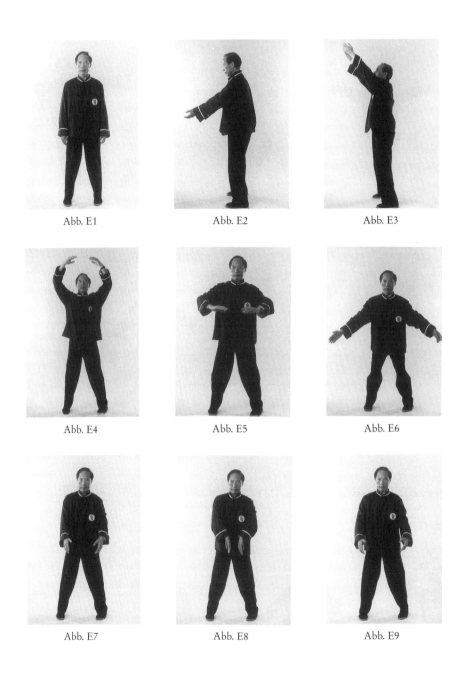

Abb. E1 Abb. E2 Abb. E3

Abb. E4 Abb. E5 Abb. E6

Abb. E7 Abb. E8 Abb. E9

E-3 *Den Blick nach links und rechts wenden* (Abb. E10—E12)

Linke Hand auf den Rücken legen, so daß der Handrücken den Punkt Mingmen im mittleren Drittel der Lendenwirbelsäule berührt und die Handfläche nach hinten zeigt. Die rechte Hand wird nach hinten abgeklappt und kurz über die Schulter, etwa in Richtung Hinterkopf, geneigt gehalten. Die Handfläche zeigt nach oben. In dieser Haltung den Körper nach links drehen, den Kopf mit drehen. Die Füße bleiben stehen. Der Blick geht in die Drehrichtung (Abb. E10). Die Gedanken richten sich in die Ferne, bis sie den Himmel erreichen. Dasselbe nach rechts und wieder nach links, 3mal. Handwechsel: Rechte Hand wird auf den Rücken gelegt, linke Hand über die Schulter (Abb. E11—E12). Drehung: rechts-links, rechts-links. Wiederholung 3mal.

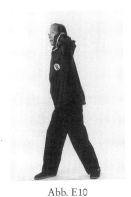 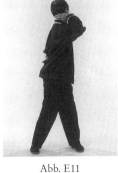 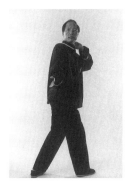

Abb. E10   Abb. E11   Abb. E12

E-4 *Das Qi in die drei Fuß-Leitbahnen leiten* (Abb. E13—E22)

Die Hände werden in der Taille aufgestützt (Abb. E13). Das linke Bein anheben, so daß Ober- und Unterschenkel einen rechten Winkel bilden (Abb. E14). Die Fußspitze zeigt nach unten. Kick locker aus den Knien nach vorne, Fußspitze wird gestreckt und aufgestellt. Die Ferse kickt nach unten (Abb. E15). Die Konzentration richtet sich auf den Fußrücken. Zweiter Kick: Der Fuß ist angezogen, Konzentration in der Fußsohle, danach den Fuß 3mal nach innen und nach außen kreisen (Abb. E16—E18). Beinwechsel. Dasselbe mit dem rechten Bein (Abb. E19—E22). Je 3mal.

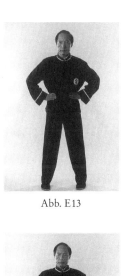 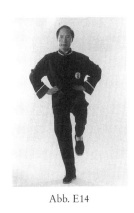 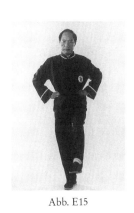

Abb. E13   Abb. E14   Abb. E15

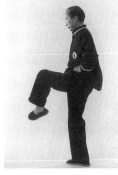 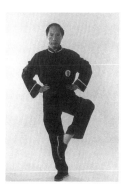

Abb. E16   Abb. E17   Abb. E18

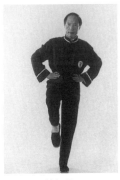 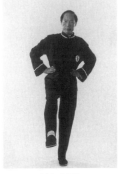 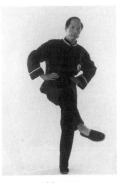 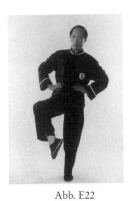

Abb. E19　　　Abb. E20　　　Abb. E21　　　Abb. E22

E-5 *Zur kosmischen Einheit zurückkehren* (Abb. E23—E37)

Die Arme auf Schulterhöhe nach links strecken (Abb. E23). 3mal nach rechts Rumpf kreisen aus den Hüftgelenken heraus. Die Arme mit drehen (Abb. E24—E31). Seitenwechsel: Die Arme nach rechts strecken (Abb. E32) und 3mal Rumpfkreisen nach links (Abb. E33—E37). Die Gedanken wandern mit dem Rumpfkreisen und gehen dann in die Ferne.

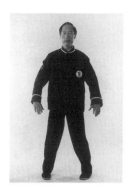 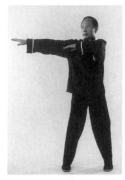 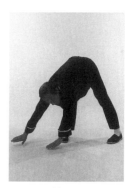

Abb. E23　　　Abb. E24　　　Abb. E25

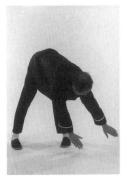 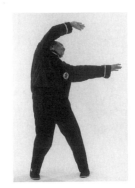 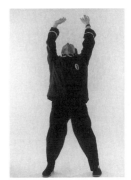

Abb. E26　　　Abb. E27　　　Abb. E28

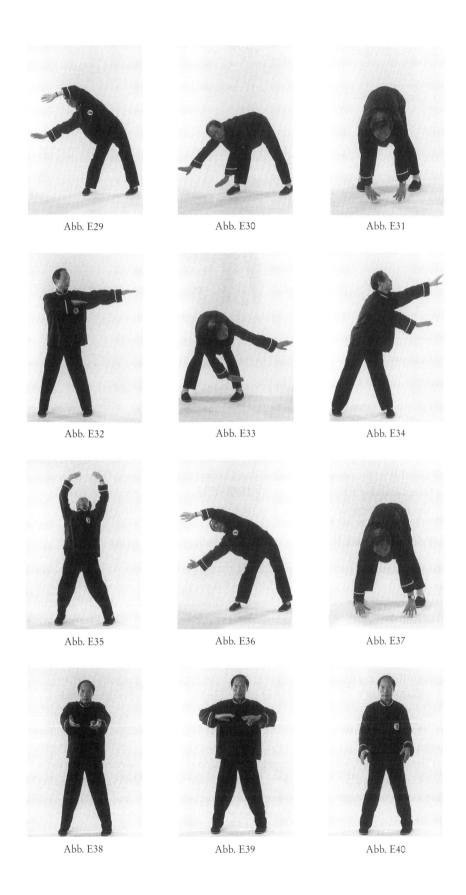

Abb. E29 Abb. E30 Abb. E31

Abb. E32 Abb. E33 Abb. E34

Abb. E35 Abb. E36 Abb. E37

Abb. E38 Abb. E39 Abb. E40

E-6 *Das Qi zweifach zurückführen* (Abb. E38—E40)

E-7 *Ende der Übung* (Abb. E41)

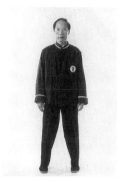

Abb. E41

Die elementaren Prinzipien der Übung des Kranichs

In diesem Kapitel wird nun versucht, anhand der Theorie der Leitbahnen (Jing-Luo) und der Theorie des Qi-Flusses die Grundprinzipien der Übung des Kranichs möglichst einfach zu erläutern. Die Zielsetzung bzw. die Funktion jeder Haltung und Bewegung wird kurz analysiert.

A) Der Fluß des Qi in die 6 Richtungen und die 2fache Rückführung des Qi

Mit den 6 Richtungen sind im allgemeinen die Richtungen vorn, hinten, rechts, links, oben und unten gemeint. Der Mensch befindet sich in der Mitte des Kosmos. Bei der Übung des Kranichs sind jedoch die 6 Richtungen konkret auf den menschlichen Körper bezogen, nämlich durch die Verbindungen der 12 Leitbahnen (Abb. 2—3, S. 22 + 23) untereinander und mit den inneren Organfunktionskreisen sowie nach außen bilden sich *die inneren 6 Richtungen.* Auf Schultern, Ellbogen, Handgelenke, Hüften, Knie und Knöchel sind *die äußeren 6 Richtungen* gerichtet.

Das Qi in die 6 Richtungen zu leiten, erfolgt durch folgende Bewegungen:

Durch das Anheben der Arme und Aufrichten der Hände sowie das 3fache sanfte Schieben-Zurückziehen wird das Qi nach vorn gelenkt. Das Ausstrecken und seitliche sanfte Schieben-Zurückziehen läßt das Qi in der 2. sowie 3. Richtung fließen (links und rechts). Durch die Abwärtsbewegung der Handflächen nach unten und anschließendes Schieben nach hinten fließt das Qi in die 4. Richtung. Die 5. Richtung wird für den Fluß des Qi dadurch freigelegt, daß sich mit geschlossenen Fingern die Hände über dem Kopf strecken und die Handflächen zum Himmel zeigen (oben). Zuletzt wird die Verbindung zur Erde erhalten, indem man sich vornüber beugt und gleichzeitig Kopf und Arme nach unten führt.

Der Anregung des Qi-Flusses in die 6 Richtungen schließt sich die 2fache Rückführung des Qi an. Bei diesem Übungsteil wird das kosmische Qi aufgenommen, dann über Baihui mit dem körpereigenen Qi gemischt und schließlich im Dantian gesammelt. Dieser Prozeß ähnelt dem normalen menschlichen

Atmen. Beim Atmen wird Kohlenstoffdioxid aus- und Sauerstoff eingeatmet. Übles abstoßen und Gerechtes aufbewahren, Verbrauchtes fortwerfen und sich Frisches aneignen, fördert den Metabolismus und stärkt die Aktivität.

Das sanfte Schieben-Zurückziehen beim Flügelanheben bzw. Flügelentfalten trägt dazu bei, den Punkt Laogong in der Handfläche zu durchdringen. Es scheint, als ob beim Zurückziehen an dem Laogong-Punkt eingeatmet und beim Schieben ausgeatmet würde. Durch abwechselndes Zurückziehen und Schieben wird das wahre Qi durch die Leitbahnen gepumpt.

Beim Flügelschließen wird die Orientierung der Haltung geändert. Das Qi wird weiter zu den zehn Fingern transportiert. Nach und nach wird dabei das üble Qi losgelassen.

Beim Vorstoßen mit den Flügeln werden die Handgelenke gedreht und die Hände in einer Kurve von hinten den Rücken hoch unter die Achselhöhle geführt. Man tut es nun so, als ob man etwas von der Achselhöhle aus nach vorn fortwerfen würde. Durch diese Bewegung wird das üble, kranke und verbrauchte Qi über die Finger abgestoßen. Es handelt sich wieder darum, das Üble fortzuwerfen und das Saubere zu bewahren. Der stabile Stand mit den Fersen fest auf dem Boden ermöglicht die Erschütterung und Anregung des inneren Qi, damit es ungehindert auf- und abwärts strömen kann.

Im Kosmos wird der Himmel als Yang und die Erde als Yin bezeichnet, während im menschlichen Körper der obere Teil Yang und der untere Yin bedeutet. Die Verbindung von Yin und Yang wird erzielt, indem man zuerst das Qi zum Scheitel leitet und dann über Baihui in den ganzen Körper strömen läßt. Mit erhobenen Händen bzw. nach oben zeigenden Handflächen läßt sich das kosmische Qi aufnehmen. Auf diese Weise vereinigt sich das körperliche Yang mit dem kosmischen Yang, jenes Yang wird von diesem Yang unterstützt. Die Links-Rechts-Schwingung und Entspannung sowie die Anspannung der Muskeln im Hals-, Brust- und Lendenwirbelsäulenbereich setzen die ganze Wirbelsäule in Bewegung, dies dient zur Regulierung des Du Mai. Die Anspannung führt zur Aufwärtsflutung des Yang-Qi und Verbindung mit dem Himmel sowie Vereinigung mit dem kosmischen Yang. Die Entspannung begünstigt die Abwärtsbewegung des Yin-Qi. Durch das Steigen des Yang- und das Sinken des Yin-Qi wird das Gleichgewicht zwischen Yin und Yang hergestellt. Schließlich werden durch Rumpfbeugung Kopf und Arme nach unten geführt, man berührt sanft mit den Händen die Erde. In diesem Moment wirkt die Handfläche bzw. der Laogong-Punkt als Yin. Da die Erde zum Yin gehört, treffen nun das körperliche Yin und das kosmische Yin zusammen. Jenes Yin wird von diesem Yin unterstützt.

Zusammenfassend liegt der Schwerpunkt der Übungen in diesem Abschnitt in der Herstellung der Verbindung zwischen dem Himmel und dem Baihui-Punkt, der Erde und dem Yongquan-Punkt (Abb. 3e, S. 23) sowie zwischen den anderen vier Richtungen und dem Laogong-Punkt. Nach einer gewissen Zeit regelmäßiger Übung ist eine durchgängige Verbindung zwischen Oben und Unten, Yin und Yang zu erlangen. Dies nützt wiederum der Regulation des inneren Qi und der Harmonie von Yin und Yang.

B) Verbindung des Menschen mit Himmel und Erde

Der Schwerpunkt der Übungen in diesem Abschnitt liegt hauptsächlich in dem harmonischen Fluß des Qi in den 3 Hand-Yang-Leitbahnen und den 3 Hand-Yin-Leitbahnen. Die 3 Hand-Yang-Leitbahnen sind den inneren Organen Dickdarm, Sanjiao (drei Körperhohlteile), Dünndarm zugeordnet und gehen entlang der äußeren Seite der oberen Gliedmaßen, während die 3 Hand-Yin-Leitbahnen mit den inneren Organen Lunge, Herzbeutel, Herz im Zusammenhang stehen und entlang der inneren Seite der oberen Gliedmaßen verlaufen.

Die Funktionen der Hauptbewegungen sind etwa folgende: Beim Flügelanheben bewegen sich die Hände vorn aufwärts und die Laogong-Punkte in den beiden Handflächen stehen einander gegenüber. Somit trifft das von beiden Seiten ausströmende Qi zusammen. Ein Kreislauf bildet sich. Durch die Armbewegung und das Anwinkeln schwingt die Wirbelsäule mit, und die Gelenke werden entspannt, damit das wahre Qi aufwärtsgeht und den Punkt Yamen (Du Mai 15, Abb. 4a, S. 24) durchdringt.

Gleichzeitig wird das Qi von der Schulter über die Arme zu den Fingern geleitet. Die 3 Hand-Yang-Leitbahnen werden somit für den Fluß des Qi durchgängig.

Über die 3 Hand-Yin-Leitbahnen (Abb. 3, S. 23) fließt das wahre Qi von der Brust zu den Händen. Das wahre Qi geht dann von den Händen zum Kopf entlang der 3 Hand-Yang-Leitbahnen.

Beim Flügelentfalten und Himmel-Betrachten dominieren Yin und Yang abwechselnd, ergänzen sich gegenseitig und fließen ineinander. Durch Ausstrecken der Arme und Dehnen des Brustkorbs wird das Qi in den inneren Organen intensiv aktiviert und strömt dann durch den ganzen Körper. Alle Teile des Körpers, von den Füßen über Beine, Bauch, Brust, Hals, Gesicht, Arme bis zu den Händen, schwingen bzw. vibrieren dabei mit.

Beim Qi-Halten und Himmel-Betrachten wird angespannt, während beim Flügelschließen und Handdrehen entspannt wird. Durch die abwechselnde Anspannung und Entspannung werden Qi und Blut belebt; die Haupt- und Nebenleitbahnen sind unverstopft, das Qi unbehindert. Mit der Unterstützung des wahren Qi wird die Aktivität der inneren Organe verstärkt.

Die Verbindung mit Himmel und Erde wird hergestellt, indem man das Qi von außen bzw. von der Erde aufnimmt, mit dem körpereigenen Qi mischt und dann über die drei Hand-Yang-Leitbahnen vom Brustkorb bis zum Laogong-Punkt leitet. Somit treffen Himmel und Erde, Yin und Yang zusammen. Himmel und Erde dehnen sich unendlich aus. Der Mensch befindet sich in der Mitte des Kosmos, und ihm steht das majestätische kosmische Qi zur Verfügung. Durch diesen harmonischen Kreislauf wird das körperliche Qi unterstützt, und die inneren Organe werden ernährt.

C) Kranichkopf und Drachenhaupt — das Qi durchdringt die Gelenke

Der Ablauf des wahren Qi ist auch stark von den zwei besonderen, nicht paarweise verlaufenden Leitbahnen, Ren Mai und Du Mai (Mai = Leitbahn), abhängig (Abb. 4, S. 24). Die Ren-Leitbahn geht vom Damm aus und führt entlang der Mittellinie des Rumpfes nach oben über Brust und Hals bis zur Unterlippe. Dort verzweigt sich die Ren-Leitbahn in zwei entgegengesetzte Richtungen. Die beiden Zweige gehen symmetrisch rund um den Mund, treffen sich und gehen dann wieder auseinander und um das Gesicht herum. Sie enden etwa unter den Augen. Durch die Ren-Leitbahn sind insgesamt 24 Akupunkturpunkte miteinander verbunden. Abgesehen von dem Teil der Verzweigung liegt die Ren-Leitbahn in der Mittellinie, vom Damm bis zur Unterlippe. Die Ren-Leitbahn ist ein „Meer" aller Yin-Hauptleitbahnen. Die drei Fuß-Yin-Leitbahnen kreuzen sich mit der Ren-Leitbahn am Bauch. Auf diese Weise stehen die Leitbahnen der linken und der rechten Seite miteinander in Verbindung.

Die Du-Leitbahn beginnt ebenfalls am Damm, führt entlang der Mittellinie des Rückens aufwärts, tritt an dem Punkt Fengfu (im Hinterkopf, Abb. 4a, S. 24) in das Gehirn ein, geht dann entlang der Mittellinie des Kopfes über die Stirn und die Nase und hört schließlich an der Oberlippe auf. Der Du-Mai verbindet 28 Akupunkturpunkte miteinander. Er führt ohne Verzweigung vom Punkt Changqiang (Abb. 4a, S. 24) über den Kopf bis zur Oberlippe. Im Gegensatz zur Ren-Leitbahn ist die Du-Leitbahn der Zusammenfluß von allen Yang-Hauptleitbahnen. Die sechs Yang-Hauptleitbahnen kreuzen sich mit der Du-Leitbahn an der Wirbelsäule. Über die Du-Leitbahn werden die Yang-Hauptleitbahnen reguliert. Die Du-Leitbahn ist mit dem Gehirn verbunden und steht in einem engen Zusammenhang mit dem Organfunktionskreis Niere.

Die Ren-Leitbahn liegt in der vorderen Seite des Rumpfes und verbindet alle Yin-Hauptleitbahnen, während die Du-Leitbahn am Rücken für die Yang-Leitbahnen zuständig ist.

Bei dem Lauf des wahren Qi werden alle Hauptleitbahnen nach und nach durchgängig, nachdem zuerst die beiden besonderen Leitbahnen Du und Ren freigelegt sind. Das Durchgängigwerden dieser beiden besonderen Leitbahnen trägt zur Bildung des sogenannten Mikrokreislaufs (Rumpf und Kopf) bei. Nach der Bildung des Mikrokreislaufs werden dann auch alle anderen Leitbahnen durchgängig. Der Makrokreislauf, der auch die Gliedmaßen einbezieht, tritt erst dann auf, wenn alle Leitbahnen unverstopft sind und das Qi ungehindert durchfließen kann. Durch den Makrokreislauf fließt das wahre Qi optimal über den richtigen Weg.

Die Übungen in diesem Abschnitt dienen also zur Stimulation der Du- bzw. Ren-Leitbahn, damit das Yang-Qi aufwärts und das Yin-Qi abwärts geht. Die Bewegung der Wirbelsäule treibt den Fluß des wahren Qi zum Punkt Dazhui, wo der Zusammenfluß der Yang-Leitbahnen und der Du-Leitbahn liegt. Auf diesem Weg wird das saubere Yang-Qi nach oben transportiert.

Wie der Name dieses Übungsteils sagt, wird bei diesem Abschnitt die Hin- und Her-Bewegung des Kranichkopfes bzw. -halses sowie die seitliche Schwenkbewegung des Drachenhauptes imitiert. Der Kranich hat die Eigenschaften von Friedlichkeit und Ruhe. Bei den Übungen wird versucht, diesen Charakter des Kranichs auszudrücken, d. h. die Übungen sind ruhig und still, sanft und behaglich durchzuführen, vorne ausgestreckt und entspannt und hinten zurückhaltend und angespannt. Beim Ausstrecken herrscht die Ruhe, während beim Zurückhalten das Yang-Qi steigt.

Auch die Bewegung des Drachenhauptes ist keine einfache mechanische Links-Rechts-Pendelbewegung. Die erfüllte Freude bzw. die volle Lebhaftigkeit des Drachens beim Auftauchen aus dem Wasser ist hier zu repräsentieren. Das Bewußtsein konzentriert sich auf die beiden Drachenhorne. Der ganze Körper ist entspannt, und man bewegt sich mal nach links und mal nach rechts. Der Rumpf streckt sich nach oben aus. Unter der Führung des Kopfes wird die Wirbelsäule gelockert. Durch die seitliche Schwingung steigt das wahre Qi über die Wirbelsäule, Hals und Kopf s-förmig nach oben.

Beim Hüftdrehen werden die Hüftgelenke gelockert. Mit ihnen als Stützpunkt dreht sich das Becken mit seinen Organen. Der Dünndarm schwingt mit. Dies führt zur Erhöhung der Aktivität des Dantian-Zentrums. Bei den leicht gebeugten Knien und dem aufrecht stehenden Rumpf wird mit dem Steißbein als bewegendem Punkt ein Halbkreis nach vorne und mit dem Unterbauch ein Halbkreis nach hinten gezeichnet. Das Becken, die Harnblase und der Dickdarm drehen sich mit. Ihre physiologischen Funktionen werden dadurch angeregt.

Mit dieser Übung ist gleichzeitig eine Taillenlockerung, Hüftentspannung und Wirkung auf das Steißbein zu erzielen. Die Taille spielt bei der Bewegung des Körpers eine Schlüsselrolle. Die Taillenlockerung ist daher für die Körperentspannung von entscheidender Bedeutung. Die Taillenlockerung und Hüftentspannung ist für die Aktivierung des wahren Qi im ganzen Körper außerordentlich wichtig. Die Steißbeinanregung dient zur Aufwärtsbewegung des wahren Qi entlang der Du-Leitbahn. Die vitale Energie erreicht den ganzen Körper, vor allem auch das Gehirn, wodurch die geistige Aktivität angeregt und unterstützt wird.

Sowohl im Kungfu als auch beim Qigong steht die „Verbindung der drei" immer im Mittelpunkt der Übung. Mit den „drei" sind in den oberen Gliedmaßen Schulter, Ellbogen und Handgelenke, in den unteren Gliedmaßen Hüfte, Knie und Knöchel gemeint.

Die Aufgabe des vierfachen Kniedrehens dient hauptsächlich zur Herstellung der „Verbindung der drei" in den unteren Gliedmaßen, dabei ist das Kniegelenk von vorrangiger Bedeutung, vor allem die Gelenkhöhle und die Gelenkgegend zwischen den Punkten Zhongdou (Le 6, Abb. 3f, S. 23) und Qüquan (Le 8, Abb. 3f, S. 23). Nach dem vierfachen Kniedrehen wird das Kniegelenk geschmeidig, und die sechs Hauptleitbahnen des Beines werden für das Qi durchgängig.

Das dreifache Aufstehen und Niederhocken dient ebenfalls zur Anregung und dem Durchgängigwerden der Leitbahnen. Beim Niederhocken wird das wahre Qi an den Kniegelenken gesammelt, damit der Impuls durch die Qi- und Blut-Strömung erhöht wird. Beim Aufstehen schießt diese Strömung kraftvoll durch alle Gelenke. Das Auf und Ab verstärkt den Effekt. Wie eine mächtige Flut über ein steiles Gefälle strömt, fließt das Qi unbehinderbar abwärts, prallt gegen den Yongquan-Punkt und kommt aus den Zehen zum Kontakt mit dem Yin der Erde. Außerdem wirkt sich der Impuls auch auf Du- und Ren-Leitbahnen aus, und sie werden nach und nach durchgängig gepreßt. Durch die wiederholten Übungen ist man in der Lage, eine vollkommene Verbindung von oben nach unten, zwischen außen und innen herzustellen.

D) Der Kranich tippt ins Wasser

Die Akupunkturpunkte spielen bei dem Durchlauf des wahren Qi eine sehr bedeutende Rolle. Die Haupt- bzw. Nebenleitbahnen (Jing und Luo) bilden ein vollkommenes, geschlossenes Netz von Kanälen, in denen das wahre Qi des menschlichen Körpers fließt. Der ununterbrochene Fluß des wahren Qi über die Leitbahnen versorgt den Körper mit der vitalen Energie. Die Akupunkturpunkte sind die Punkte in den Leitbahnen, die relativ aktiv zur Beförderung des wahren Qi beitragen. Man kann sich die Leitbahnen vorstellen als Straßen in einem Verkehrsnetz, die Akupunkturpunkte sind dann die Verkehrsknotenpunkte. Das Öffnen der Akupunkturpunkte hat die gleiche Bedeutung wie das Durchgängigwerden der Leitbahnen. Es treibt, vor allem wenn es sich um die wichtigen „großen" Akupunkturpunkte handelt, den Fluß des wahren Qi voran. Wenn die Akupunkturpunkte geschlossen bleiben, sind auch die Leitbahnen selbst verstopft. Deswegen hat das Öffnen bzw. Schließen der Akupunkturpunkte einen unmittelbaren Einfluß auf den Zustand der Leitbahnen und weiterhin auf den Fluß des Qi. Übrigens hat das Öffnen und Schließen der Punkte eine weitere unübersehbare Funktion. Durch geöffnete Punkte vereinigt sich das äußere Qi mit dem körpereigenen Qi. Das kranke, verbrauchte Qi wird ausgeschieden, während das frische, gesunde Qi von außen aufgenommen wird. Durch die Öffnung der Akupunkturpunkte wird der Prozeß dieses Qi-Austausches beschleunigt und der Metabolismus im Körper gefördert. Die Zunahme an wahrem Qi im Körper führt unmittelbar zur Verstärkung der Aktivität. Dies sind die Zusammenhänge zwischen den Akupunkturpunkten und dem Fluß des wahren Qi.

Die Übungen in diesem Abschnitt dienen zur weiteren Öffnung der Akupunkturpunkte in den Gliedmaßen. Der Kranich tippt ins Wasser, dabei werden Schulter, Ellbogen und Handgelenke oben sowie Hüfte, Knie und Knöchel unten entspannt. Die „Verbindung der drei" wird sowohl oben als auch unten in allen Gliedmaßen hergestellt. Die Arme bewegen sich unter der Führung der Schulter, und der Körper bewegt sich unter der Führung der Taille, um auf und nieder ins Wasser zu tippen. Hier sind die beiden Punkte Dazhui und Laogong von wichtiger Bedeutung. Am Punkt Dazhui kreuzen sich die Yang-Leitbahnen der Arme und Beine mit der Du-Leitbahn. Der Punkt nimmt nicht nur an dem Qi-Austausch teil, von ihm ist auch das Durchgängigwerden der Du Mai- und der sechs Yang-Leitbahnen abhängig. Das saubere Yang-Qi wird über die Du-Leitbahn bis zum Punkt Baihui geleitet. Das Auf und Nieder des Ins-Wasser-Tippen wirkt auf den Qi-Austausch am Punkt Laogong ein. Bei Nieder geht es um das Aus- und bei Auf um das Einatmen. Das Ein- und Ausatmen führt zur Konversion des inneren und äußeren Qi. Außerdem ist auch der Yongquan-Punkt beim Qi-Austausch wichtig.

Beim „Streichen-des-Kranichs-über-das-Wasser" spielen noch zwei weitere Punkte, nämlich Mingmen (Du Mai 4, Abb. 4a, S. 24) und Yongquan (Ni 1, Abb. 3e, S. 23), eine wichtige Rolle. Über den Punkt Mingmen sind alle 12 Hauptleitbahnen zu kontrollieren. Neben der Funktion des Qi-Austauschs dient er zur Stimulation des Qi-Flusses in allen wichtigen Hauptleitbahnen. Erst nach der Öffnung des Punktes Mingmen können die wichtigen Hauptleitbahnen durchgängig werden. Dann bildet sich ein geschlossenes unverstopftes Netz. Mit der Auf- und Ab-Bewegung des Kranichstreichens öffnet sich der Punkt Yongquan zum Kontakt mit dem äußeren Qi. In dem uralten chinesischen medizinischen Werk „Innere Klassik" heißt es: Yang vom Himmel einsaugen, um das Qi zu unterstützen; Yin von der Erde aufnehmen, um das Blut zu ernähren. Die Zielsetzung der Übungen in diesem Abschnitt liegt in der Vereinigung des Himmels, der Erde und des Menschen. Das Yang-Qi vom Himmel und das Yin-Qi von der Erde stehen nun unmittelbar dem Menschen zur Verfügung.

E) Zur kosmischen Einheit zurückkehren

Dieser Abschnitt besteht aus vier Teilen: den Blick nach links und rechts wenden, das Qi in die drei Fuß-Yang-Leitbahnen leiten, zur kosmischen Einheit zurückkehren und das Qi zweifach zurückführen.

Nach der Durchführung der obigen vier Übungsabschnitte, besonders Teil A „Der Fluß des Qi in die 6 Richtungen und die 2fache Rückführung des Qi" bzw. Teil B „Verbindung des Menschen mit dem Himmel und der Erde", werden nun durch die Körper- bzw. Kopfdrehung bei dem Blickumwenden die Hauptleitbahnen in den oberen Gliedmaßen durchgängig, damit das innere und äußere Qi zusammenfließen. Dies dient zur Wiederholung der ausgeführten Übungen und Vorbereitung auf die folgenden Übungen.

Nach der Ausführung „Kranichkopf und Drachenhaupt" (C) bzw. „Der Kranich tippt ins Wasser" (D) kann man durch das Fließen des Qi in die Fuß-Yang-Hauptleitbahnen die Hauptleitbahnen in den unteren Gliedmaßen weiter stärken. Das Anheben des Fußes und die Bewegungen des Beines dienen zur Anregung der Fuß-Magen-Yang-Leitbahn. Das Fußspitzenaufstellen betrifft vor allem das Durchgängigwerden der Fuß-Yang-Leitbahnen, das Treten mit der Ferse die Fuß-Yin-Leitbahnen. Dadurch wird eine regulierende Kombination von Yin und Yang hervorgerufen. Durch Kicken, Treten, Kreisen und Drehen werden die Leitbahnen in den Füßen beeinflußt.

Beim „Zur-kosmischen-Einheit-Zurückkehren" werden alle Teile des Körpers in Bewegung gesetzt. Die Gliedmaßen sowie der Rumpf bewegen sich hin und her, auf und ab und drehen oder kreisen. Alle Gelenke bleiben gelockert, und die Bewegung wird behaglich und harmonisch durchgeführt.

Aufgrund des Prinzips, daß das Bewußtsein das Qi führt und das Qi dem Bewußtsein folgt, mischt sich das Qi aus allen Teilen des Körpers bei Drehung zu einer Einheit. Während bei den vorangehenden Übungsabschnitten der Schwerpunkt mehr oder weniger in einem oder mehreren Teilen des Körpers liegt, handelt es sich nun um die Anregung des ganzen Körpers. Während bei den vorherigen Übungen die Richtung, das Kreislaufgebiet und die Intensität des Qi-Flusses in den verschiedenen Teilen des Körpers verschieden sind, wird nun Qi und das Blut (Xue) im ganzen Körper ausgeglichen. Somit bildet sich sowohl von außen bis innen als auch zwischen oben und unten eine einheitliche Ganzheit.

Das zweifache Rückführen des Qi in diesem Übungsteil bringt die gesamte Übung zum Abschluß. Nach der Übung des „Zurückkehrens zur kosmischen Einheit" wird ein optimaler Ablauf des Qi und Blutes erlangt. Auch um den menschlichen Körper herum entsteht ein Feld von Qi mit einer gewissen Intensität. Das Qi aller Teile des Körpers sowie das Qi innerhalb und außerhalb des Körpers ist nun zu einer kosmischen Einheit gekommen.

III. Die Übung des Pfahl-Standes
(Übung in Ruhe)

Das Ziel der Übung des Pfahl-Standes liegt im Harmonisieren der Psyche, Regulieren der Atmung und der Erholung des Körpers. Dementsprechend besteht sie aus drei Teilen: Bewußtseinskonzentration, Atmung und Haltung.

Zur Vorbereitung der Übung ist folgendes zu beachten:
a) ruhige Umgebung mit frischer Luft, im Raum oder draußen;
b) alle störenden Gedanken ausschließen und Gedanken zur Ruhe bringen;
c) unnötige Belastung entfernen, z.B. Taschen entleeren, Gürtel lockern und Brille abnehmen, um besser zur Entspannung zu kommen.

Während der Übung muß immer darauf geachtet werden, daß sich das Qi zwischen Händen und Dantian zu einem geschlossenen runden Ball bildet. Der Ball muß immer vorhanden sein, auch wenn man sich bewegt. Beim Pfahl-Stand sind die Füße kräftig verwurzelt auf dem Boden, während die Taille eine Schlüsselrolle spielt und die Gliedmaßen eine darstellende Funktion haben. Von besonderer Bedeutung sind drei Akupunkturpunkte, nämlich Shenmen, Mingmen und Yongquan (Abb. 3b — 4a — 3e, S. 23 u. S. 24). Die Konzentration führt zur Entspannung des Körpers und Vereinigung des Qi aus allen Teilen des Körpers sowie innerhalb und außerhalb des Körpers. Es formt einen geschlossenen Ball.

Haltung

Alle Schulen der Qi-Übungen stellen strenge Anforderungen an die exakte Haltung. Erst bei der richtigen Haltung fließt das Qi unbehindert durch den Körper. Eine falsche Haltung hindert den Fluß des Qi.

A) *Vorbereitung*

Grundhaltung: Füße schulterbreit auseinander, Fußspitzen leicht einwärts gedreht. Hände locker hängen lassen. Knie leicht gebeugt. Die Augen sehen geradeaus nach vorn. Mit den Armen einen Halbkreis bilden und das Qi wie einen Ball umfassen. Oberkörper gerade aufgerichtet, Gesicht entspannt, als ob man lächelt. Der Stand ist fest verwurzelt. Durch die leicht gebeugten Knie scheint es, als ob man sich zum Sitzen niederläßt (Abb. 1b). Beginn der Konzentration des Bewußtseins.

B) *Schweben des Kopfes*

Man stellt sich vor, daß der Kopf am höchsten Punkt, dem Punkt Baihui, mit einem Seidenfaden am Himmel aufgehängt ist. Es ist einerseits, als ob der Kopf schweben und andererseits, als ob ein Gewicht auf dem Kopf ruhen würde. Das Kinn wird ganz leicht zurückgezogen. Das Scheitelzentrum Baihui findet man, indem man sich eine Linie vom höchsten Punkt der Ohrmuschel über den Scheitel zur anderen Ohrmuschel vorstellt. Am Schnittpunkt mit dem Scheitel liegt der Punkt Baihui.

C) *Zunge*

Um den kleinen Energiekreislauf zwischen Du- und Ren-Leitbahnen zu schließen, berührt man mit der Zungenspitze den Gaumen hinter den Schneidezähnen, ohne Druck, ganz entspannt.

D) *Rücken und Wirbelsäule*

Rücken aufrecht, aber nicht gespannt, alle Gelenke der Wirbelsäule locker lassen.

E) *Brustkorb*

Um den Brustkorb zu entspannen, stellt man sich den Mittelpunkt eines Dreiecks vor, das durch den Punkt Tiantu (Abb. 4 b, S. 24) und die beiden Brustwarzen gebildet wird. Man tut so, als halte man etwas vor der Brust, beide Arme sind leicht nach innen gekrümmt. Nicht innerlich anspannen. Schwerpunkt finden.

F) *Schulter*

Schulter lockern, aber nicht senken. Armbeuge etwas öffnen und Ellbogen leicht auswärts halten, als ob man einen Gegenstand in der Beuge hält.

G) *Ellbogen*

Ellbogen ganz leicht senken.

H) *Handgelenke*

Während man die Handgelenke entspannt, führt man das Bewußtsein zum Punkt Shenmen unterhalb des Kleinfingerballens an der Außenseite der Handgelenksfalte. Dadurch lenkt man den Fluß des Qi direkt durch die Arme zu den Fingern.

I) *Finger*

Die Finger werden ganz leicht bogenförmig gestreckt und geöffnet, als ob man zwischen den Handflächen etwas hält. Das Qi zwischen beiden Händen stellt man sich vor wie einen Ballon oder einen Ball, den man nicht fallen lassen, aber auch nicht zerdrücken darf. Finger nicht anspannen. Fingerspitzen berühren sich nicht.

J) *Kreuz-Lendenwirbelsäule*

Bewußt die Lendenwirbelsäule bis zum Kreuzbein entspannen, loslassen. Als Stützpunkt dient das Hüftgelenk. Die Hüftgegend neigt sich etwas nach hinten, als ob man sich zum Sitzen niederläßt. Dabei auf die Lockerheit des ganzen Körpers achten.

K) *Hüfte*

Während man das Hüftgelenk leicht nach hinten bringt, Beine etwas strecken. Mit dem Steißbein kreisen, um die Hüftgelenke zu öffnen.

L) *Steißbein*

Bewußte Konzentration auf das Steißbein, indem man sich ein Lot vorstellt, das wie ein Pendel senkrecht am Steißbein befestigt ist und den Bewegungen des Steißbeins folgt.

M) *Knie*

Die Knie sind locker und leicht gekrümmt.

N) *Füße*

Stand fest verwurzelt und dennoch locker. Mit Schulter und Hüfte versuchen, den Mittelpunkt der Fußsohle zu finden. Dieser Mittelpunkt darf nicht direkt den Boden berühren, vielmehr wird vor allem mit den ersten und zweiten Zehen leichter Kontakt zum Boden gehalten. Etwa im Fußsohlenmittelpunkt liegt der Punkt Yongquan, die „emporsprudelnde Quelle" der Nierenleitbahn, mit dem wir die Verbindung zur Erde (Yin) herstellen.

Jetzt kann das Qi vom höchsten Punkt Baihui zum untersten Punkt Yongquan ungehindert den Körper durchströmen.

O) *Augen*

Augenlider langsam sinken lassen, als ob man eine Jalousie herunterläßt. Augen spaltbreit geöffnet lassen, so daß der Blick die Nasenspitze erreicht und von da hinunter wandert in Richtung Dantian. Erst mit fortschreitender Übung — aber nur unter Aufsicht des sehr erfahrenen Qigong-Lehrers! — dürfen die Augen ganz geschlossen werden.

Durch die Übung des Pfahl-Standes mit geschlossenen Augen kann es zu unwillkürlichen, spontanen Muskelbewegungen als Zeichen der völligen Entspannung kommen. Dieser tranceähnliche Zustand ist eine Erscheinung der inneren Konfrontation des wahren Qi mit der Krankheit im Körper, ein Zeichen, daß sich Verspannungen lösen. Je nach dem geistigen bzw. körperlichen Befinden sind diese Bewegungen sehr verschieden. Man kann diesen Bewegungen nachgeben, sie geschehen lassen, bleibt aber jederzeit Herr seines Bewußtseins, um die Bewegungen zu stoppen, wenn man es möchte. Mit dem Durchlässigwerden der Leitbahnen und vor allem der Besserung der Krankheit lassen diese Bewegungen nach. Auf alle Fälle dürfen sie nur natürlich auftreten und nicht etwa mit Absicht herbeigeführt werden, und man muß sie stets beherrschen können. Besonders hier wird deutlich, wie wichtig das Erlernen der Qi-Übungen unter erfahrener Anleitung ist und daß die Übungen nicht für Geisteskranke geeignet sind.

Über diesen Aspekt des Pfahl-Standes gab es in den letzten Jahren in China z. T. heftige wissenschaftliche Auseinandersetzungen, da es durch Nichtbeachten der besprochenen Grundregeln zu psychischen Fehlsteuerungen kam. Außerhalb Chinas stehen bisher nur wenige wirklich erfahrene Qigong-Meister zur Verfügung. Deshalb sollte der Pfahl-Stand mit ganz besonderer Sorgfalt und nur dann mit geschlossenen Augen geübt werden, wenn der Qigong-Lehrer die spontanen Muskelbewegungen überwachen kann.

Konzentration des Bewußtseins

Mit Bewußtsein ist die geistige Aktivität des Menschen gemeint. Man spricht bei Qigong von Bewußtseinskonzentration, wenn man sich bestimmter Körperpartien oder Leitbahnpunkte bewußt wird. Das bedeutet, daß man sich in diesem Augenblick nur auf diese Areale konzentriert und sonst an nichts anderes denkt.

Die Bewußtseinskonzentration bei Qigong richtet sich vor allem auf die drei Areale des Dantian:

Der untere Dantian liegt im Unterbauch, etwas unterhalb des Nabels zwischen Harnblase und Mastdarm. Es ist ein Hohlraum, der sich gelegentlich für das einfließende Qi öffnet, sonst aber geschlossen ist.

Der mittlere Dantian befindet sich im Oberbauch, etwa zwischen Zwerchfell (Brustbein) und Nabel, aus westlicher Sicht im Bereich des Sonnengeflechts.

Der obere Dantian befindet sich im Kopf hinter der Stirn und dem „dritten Auge" zwischen den Augenbrauen.

Im Bereich des Dantian wird das wahre Qi gesammelt. Es ist der Kreuzungspunkt der Yin-Hauptleitbahnen und dient als ein Stausee des Yin-Qi. Es handelt sich eigentlich nicht um einen Punkt, sondern um ein Areal. Alle drei Dantian sind untereinander verbunden und voneinander abhängig. Bei der Übung des Pfahl-Standes richtet sich die Konzentration vor allem auf den unteren Dantian. In späteren Entwicklungsstufen des Qigong werden auch die anderen Dantian einbezogen. Wenn sich das wahre Qi anhäuft, kann man bewußt von dieser Energiekonzentration Gebrauch machen.

Atmung

Im allgemeinen gibt es bei den Qi-Übungen drei Stufen von Atmung:
1. die Normal-Atmung,
2. die Gegen-Atmung,
3. die Embryonal-Atmung.

Anfänger benutzen zunächst die Normal-Atmung. Mit fortschreitender Übung können später folgende verschiedene Arten von Atmung hinzukommen:
— Ein- und Ausatmung durch den Mund
— Ein- und Ausatmung durch die Nase
— Einatmung durch die Nase, Ausatmung durch den Mund
— Einatmung durch den Mund, Ausatmung durch die Nase
— Nur einatmen, ohne auszuatmen
— Nur ausatmen, ohne einzuatmen
— Weder ein- noch ausatmen
— Atmen durch den Punkt Shenque, die „Mitte des Nabels"
— Atmen durch die Poren der Haut.

1. *Die Normal-Atmung*

ist ganz natürlich, d.h. beim Einatmen dehnt sich der Bauch aus, beim Ausatmen zieht er sich zusammen.

2. *Die Gegen-Atmung*

verläuft genau umgekehrt: Der Bauch zieht sich beim Einatmen zusammen und dehnt sich beim Ausatmen aus. Mit fortschreitender Übung kann man mühelos fühlen, daß es eine Kraft gibt, die den Bauch nach hinten zieht. Dann geht die Normal-Atmung in die Gegen-Atmung über.

Das Qi läßt sich, wie schon besprochen, in „angeborenes" und „erworbenes" Qi unterteilen. Das erworbene Qi ist vor allem Atem-Qi. Bei der Gegen-Atmung steigt das angeborene Qi entlang der Du-Leitbahn (Wirbelsäule) aufwärts, während das erworbene Qi abwärts fließt. Während des Ausatmens steigt das erworbene Qi und sinkt das angeborene Qi entlang der Ren-Leitbahn. Das Zusammenziehen des Bauches während des Einatmens begünstigt dabei das Aufwärtsfließen des angeborenen Qi entlang der Du-Leitbahn. Die Gegen-Atmung erlernt man mit fortschreitender Übung. Wenn man ein gewisses Gefühl für das Qi entwickelt hat, wandelt sich die Atmung zur Embryonal-Atmung.

3. *Die Embryonal-Atmung*

ist ein Atmen durch den Punkt Dantian, durch Öffnen und Schließen des Dantian. Dadurch, daß jedes Mal beim Atmen der Unterbauch leicht vibriert, wird das Qi automatisch sehr schnell zu allen Yin-Leitbahnen des Körpers gepumpt. Schließlich wird das Qi durch den ganzen Körper transportiert. Die Embryonal-Atmung ist die höchste Stufe der Atmung und ist das Ziel aller Übungen im Qigong.

IV. Patienten berichten über ihre Erfahrungen mit Qigong

Gegen Ende unserer letzten Kursserie baten wir die Kursteilnehmer, ihre Erfahrungen mit Qigong mitzuteilen. Leider lagen bei der Auswertung noch nicht alle ausgegebenen Fragebögen vor; es können jedoch bereits einige grundsätzliche Erkenntnisse mitgeteilt werden.

Alle Teilnehmer der Fragebogenaktion üben regelmäßig, meist täglich zwischen 10 bis 30 Minuten. Die Übungszeiten sind völlig verschieden, d. h. morgens, mittags oder abends, wobei abendliches Üben deutlich bevorzugt wird — im Gegensatz zu unseren Erfahrungen aus China, wo die frühen Morgenstunden zum Üben genutzt werden.

Alle Teilnehmer geben an, daß sie die Übungen fortsetzen möchten, etwa die Hälfte möchte die bisher erlernten Übungen vertiefen, während die anderen weitere Übungen kennenlernen wollen. Die meisten Teilnehmer üben sowohl im Stehen als auch in Bewegung, einzelnen Übenden fällt der Pfahl-Stand schwer bzw. wird nicht geübt.

Die am häufigsten beschriebene Wirkung des Übens ist Wärmeempfindung und Kribbeln, vor allem in den Händen, sowie eine allgemeine Beruhigung. Aus den ausführlichen Darstellungen seien hier einige eindrucksvolle Schilderungen herausgegriffen, die die wesentlichen Erfahrungen deutlich machen:

„Die fließenden Bewegungen des Qigong verlangen mir keine besonderen körperlichen Anstrengungen ab, und ich empfinde sie als sehr wohltuend. Seitdem ich Qigong übe, gelingt es mir in zunehmendem Maße, mich zu entspannen. Ich empfinde dabei ein Wohlgefühl, das ich nicht mehr missen möchte. Auch in Streßsituationen kann ich mich durch die Konzentration auf nur einige Körperpunkte in wenigen Minuten beruhigen …"

„Die Übungen gleichen aus, erwärmen, beruhigen und führen zu gesundheitlicher Stabilisierung …"

„Nach der Übung spürbar verbesserte Stimmung. Müdigkeit und Abgespanntheit fallen ab. Angenehmes Speichelgefühl im Mund, ein gewisses In-sich-Ruhen, ein körperliches Wohlgefühl. Während der Übung intensives Wärmegefühl, besonders der Hände und Füße …"

„Für mich sind die Qigong-Übungen ideal. Da ich durch einen schwachen Herzmuskel an sportlichen Tätigkeiten gehindert bin, habe ich hier ein für mich mögliches körperliches Training, das sich ebenso auf die sonst wenig beanspruchten Muskeln und Gelenke wie auch auf die Psyche sehr positiv auswirkt, weil es Freude macht und Lockerheit bringt …"

„… ich fühle mich nach der Übung freier, größer, breiter, wohler …"

„Insgesamt habe ich das Gefühl, daß die Übungen sich recht positiv auswirken, allerdings wechselt die Empfindung hin und wieder. Bei der Übung Stehen verkrampfte ich mich sehr, vor allen Dingen in den Schultern …"

„Als besonders positiv empfinde ich beim Qigong alle Übungen, die mit Bewegung verbunden sind …"

Auf die Frage „Welche Wirkungen des Übens beobachten Sie?" finden sich u. a. folgende Antworten:

„… kaum noch Erkältungen, früher fast chronisch. Psychisch kaum Besserung (vielleicht weil ich nicht jeden Tag übe?)"

„… zur Zeit fällt es (das Üben) mir sehr schwer (Prüfungszeit in der Schule)."

„… tiefer Schlaf, bessere Konzentration …"

„… größere Ruhe und Konzentration, besserer Kreislauf …"

„… den Fluß des Qi: Kribbeln und Wärme, psychischer Ausgleich und Harmonie …"

„Wärmegefühl, Entspannung, Sensibilisierung für Störzonen …"

„… entspannte Atmung, Entspannung ganz allgemein, Gelassenheit …"

„… sehr viel mehr warme Hände, was ich so gut wie gar nicht kannte …"

„… mit zunehmender Übung und Konzentration spürt man die ‚Ströme' stärker …"

Selbstverständlich wird hier nicht ein Anspruch auf wissenschaftliche Relevanz erhoben, doch rechtfertigen die durchweg positiv erfahrenen Wirkungen eine weitere Erforschung.

Anhang

A) Quellen

1. 周凤梧 Zhou Fengwu
   黄帝内经素问白话解 人民出版社 1959
2. 陈璧琉 Chen Biliu
   灵枢经白话解 人民出版社 1962
3. 马王堆导引图
   von Ausgrabungen in Mawangdui, Chagsha, 1973
4. 杨继洲 Yang Jizhou
   针灸大成 人民出版社影印 1958
5. 黄甫谧 Huang Puyi
   针灸甲乙经 商务印书馆 1955
6. 承淡安 Cheng Tanan
   经络之研究 上海卫生出版社 1956
7. 朱龙玉等 Zhu Longyu u. a.
   中国电针学 陕西科学技术出版社 1984
8. 赵金香等 Zhao Jinxiang u. a.
   鹤翔庄气功 高山图书公司 1983
9. 马济人 Ma Jiren
   中国气功学 1985
10. 陶秉福等 Tau Bingfu u. a.
    气功疗法集锦 人民卫生出版社 1982
11. 侯东林 Hou Molin
    气功疗法精义 老吾图书公司 1982
12. 麦如松 Mai Rushong
    气功延寿治百病 新风文化事业公司
13. 洪世忠等 Hong Shizhong u. a.
    气功气修法研究 老吾图书公司 1984
14. 东方德 Dongfang De
    中国秘传的气功法 王星出版社
15. 韩秋生 Han Qiusheng
    气功自我控制疗法 中国图书刊行社 1984
16. 养生老人 Gong Jian Lao Ren
    图解保健气功 大地出版社
17. 刘贵珍 Liu Guizhen
    气功疗法实践 河北人民出版社 1957
18. 陈涛 Chen Tao
    气功科学常识 科技卫生出版社 1958
19. 蒋维乔 Jiang Weiqiao
    因是子静坐法 商务印书馆 1914
20. *Engelhardt, Ute:* Societas Medicinae Sinensis/Internationale Gesellschaft für chinesische Medizin e. V., München (Übersetzung Kursscriptum Qigong).

B) Literatur

Blofeld, J.: Der Taoismus oder die Suche nach Unsterblichkeit. Diederichs Verlag, Köln 1988.
Chang Chung-Yuan: Tao, Zen und schöpferische Kraft. Diederichs Verlag, Köln 1987.
Engelhardt, U.: Die klassische Tradition der Qi-Übungen. Franz-Steiner-Verlag, Stuttgart 1987.
Jiao Guorui: Qigong Yangsheng. Med. Lit. Verlagsgesellschaft mbH, Uelzen 1988.
Kaltenmark, M.: Lao-tse und der Taoismus. Suhrkamp, Frankfurt/M. 1981.
Lu Kuan Yü: Geheimnisse der chinesischen Meditation. H. Bauer Verlag, Freiburg 1984.
Palos, S.: Atem und Meditation. O. W. Barth Verlag, München 1980.
Petersohn, L.: Chinesische Medizin ist mehr als Akupunktur. Karl F. Haug Verlag, Heidelberg 1985.
Porkert, M.: Die chinesische Medizin. Econ Verlag, Düsseldorf 1982.
Stiefvater, E. W. u. I. R.: Chinesische Atemlehre und Gymnastik. 3., erw. Auflage. Karl F. Haug Verlag, Heidelberg 1985.
Zöller, J.: Das Tao der Selbstheilung. Scherz Verlag (O. W. Barth), München — Bern 1984.

Dr. Ernst Paulus und Yuhe Ding

Handbuch der traditionellen chinesischen Heilpflanzen

567 Seiten, 86 Abb., davon 78 vierfarb., DM 148,—

Endlich ist es soweit. Ein weiterer Meilenstein auf dem Weg zur Entschlüsselung der geheimnisvollen chinesischen Medizin ist erreicht. An diesem ausführlichen und praxisorientierten Handbuch haben ein deutscher Arzt und ein Hochschullehrer aus der Volksrepublik China jahrelang gearbeitet.

In einem Grundriß der Geschichte der traditionellen chinesischen Pharmakotherapie wird zunächst die Entwicklung dieser Wissenschaft von den rein empirischen Urformen bis hin zu modernen wissenschaftlichen Tendenzen beschrieben. Hieran schließt sich eine kurze Erläuterung der wichtigsten Fachausdrücke und Theorien der traditionellen chinesischen Heilkräuterlehre, und zwar so, daß auch der Laie ohne Schwierigkeiten Zugang zu der Materie finden kann.

Der Hauptteil des Buches besteht aus einer Beschreibung der 135 wichtigsten und meist gebräuchlichsten Pflanzendrogen. Die Pharmaka werden sowohl auf ihren traditionellen Gebrauch hin, als auch nach den modernsten Forschungsergebnissen chinesischer, japanischer, amerikanischer und europäischer Wissenschaft analysiert.

Einzigartig sind hierbei nicht nur die jeweiligen traditionellen Wirkungsbeschreibungen der einzelnen Heilpflanzen, sondern auch genaue Angaben von Indikationen im Sinne der westlichen Medizin. Auf diese Weise hat auch ein der traditionellen chinesischen Medizin unkundiger Therapeut die Möglichkeit, die Wirkung der einzelnen Pflanzendrogen einzuschätzen.

Ebenso einzigartig ist die Zusammenstellung der wichtigsten chemischen Inhaltsstoffe der einzelnen beschriebenen Heilpflanzen. Der Fachmann kann somit die zu erwartende Wirkung der bei uns meist unbekannten Pflanzendrogen noch besser voraussagen.

Den Schluß des Buches bilden ca. 50 der bekanntesten traditionellen Rezepturen. Es handelt sich um Drogenkombinationen berühmter klassischer chinesischer Ärzte, die sich seit Jahrhunderten bei der Therapie von Krankheiten bewährt haben und die auch heute noch in jeder traditionellen chinesischen Apotheke erhältlich sind.

Karl F. Haug Verlag GmbH & Co. · Postfach 10 28 40 · 6900 Heidelberg 1

CHINESISCHE MEDIZIN

ist mehr als Akupunktur

Möglichkeiten und Grenzen eines östlichen, die westliche Medizin ergänzenden Heilsystems

Von Dr. med. Liselotte Petersohn

88 Seiten, 39 Abbildungen, 4 Tabellen, 1 Ausklapp-Tafel, kart. mit 2farb. Umschlag, DM 27,—

Seit den ersten Berichten über chinesische Heilmethoden, die bereits im 17. und 18. Jahrhundert nach Europa kamen, steht die Akupunktur im Mittelpunkt des Interesses. Hin und wieder werfen die Besucher Chinas auch einen Blick in eine traditionelle Apotheke und sind erstaunt über die große Zahl der verwendeten Heilkräuter. Auch beobachtet man verwundert die morgendlichen körperlich-meditativen Übungen in Parks oder auf öffentlichen Plätzen.

Die Erkenntnis, daß dies alles zu dem in Jahrhunderten entwickelten Heilsystem der traditionellen chinesischen Medizin gehört, setzt sich nur langsam durch.

Die umfangreiche westliche wissenschaftliche Literatur zu diesem Thema befaßt sich vorwiegend mit der Akupunktur, losgelöst von Ihrem theoretischen Hintergrund.

Dieses Buch will den Interessierten einen — auch für den Laien verständlichen — Überblick über das Gesamtkonzept der chinesischen Medizin vermitteln und die Grundlagen darstellen, auf denen die spezielle Diagnostik und die verschiedenen Therapieverfahren basieren. Praktische Beispiele aus der ärztlichen Arbeit sollen die Umsetzung von Theorie in ärztliches Handeln deutlich machen.

Die chinesische Medizin sollte als eigenständiges System anerkannt werden, das die westlichen Therapieverfahren in idealer Weise ergänzen kann.

Karl F. Haug Verlag GmbH & Co.
Postfach 102840 · 6900 Heidelberg 1